잠 못들 정도로 재미있는 이야기

KB091011

모리구치 토오루 감수 | **김헌수** 감역 | **김혜숙** 옮김

BM (주)도서출판 **성안당**

2

오일(지질) 붐이 휩쓸고 지나간 뒤로 벌써 5년이 지났습니다. 여러분은 이미 '오일'의 장점과 단점을 알고 있겠지만, 슈퍼에 가면 눈이 절로 돌아갈 정도로 다양한 종류의 제품이 있습니다. 올리브유에 코코넛 오일 그리고 들기름, 아마씨유…. 사려고 했던 '오일'의 이름을 잊어버릴 정도로 종류가 많지요.

건강에 좋을 것 같은 정보를 많이 알고 있어도, 이미 여러분의 식생활에 깊이 침투해 있는 오일은 쉽게 바꾸지도 못하고 줄일 수도 없습니다. 그것은 왜일까요?

그 이유는 오일이 아주 맛있기 때문입니다.

그 마력에 매료되어 별생각 없이 오일을 섭취해서 생활습관병의 위험을 높일 것인지? 아니면 이쯤에서 심기일전해 건강 유지를 향해 한 걸음을 내디딜 것인지는 여러분에게 달려 있습니다.

어려운 얘기로 들리겠지만, 오일을 선택하는 방법은 익숙해지면 그리 어렵지 않습니다.

다시 한번 이 책을 통해 오일에 대해 올바른 지식을 점검하고, 여러분의 식생활을 조금씩 개선해서 미래의 건강에 대비하지 않겠습니까?

아자부대학 생명 · 환경과학부 교수
모리구치 토오루

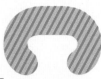

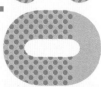

제3장

평소 식사에서 효과적으로 기름을 섭취하는 요령   69

제4장

지질을 효과적으로 먹는 방법

제 **1** 장

다이어트와 건강을 위해
필수인 지질 지식

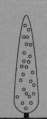
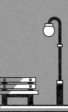
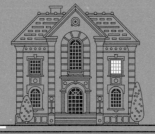

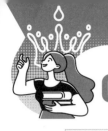

01 다이어트와 건강한 몸을 만들기 위해 지질 지식이 필수

지질은 살아가는 데 필수 영양소

다이어트와 건강을 생각하면 '기름은 가급적 피하는 게 좋다'고 생각하지 않는가? 물론 기름을 지나치게 많이 섭취하는 것은 결코 좋은 일이 아니다.

그러나 기름(=지질)은 당질(탄수화물), 단백질과 함께 3대 영양소 중 하나이고 우리가 살아가기 위해 반드시 섭취해야 한다. 지질은 우리 몸을 움직이는 에너지원이 될 뿐만 아니라 우리의 몸 안에 약 37조 개나 되는 세포막을 구성한다. 이런 지질을 제대로 이해하지 못하고 무조건 피하기만 한다면 몸이 제 기능을 하지 못하여 나쁜 영향을 끼치게 된다. 그러니 다이어트와 건강을 위해서라도 지질을 제대로 섭취해야 한다.

그렇다고 해서 무엇이든 가릴 것 없이 지질을 섭취하기만 하면 되는 것도 아니다. **사실 지질에는 여러 종류가 있으며, 이들을 균형 있게 섭취해야 한다.** 예를 들어 샐러드유만 섭취하거나 고기의 비계를 과도하게 먹으면 한 종류의 지질만 편식하게 되어 비만으로 이어질 수 있다. 더 중요한 것은 지질의 양보다도 내용이다.

지금부터 지질에는 어떤 종류가 있고, 각각 어떤 역할을 하는지에 대해 이 책의 12페이지부터 하나씩 살펴볼 것이다. 지질에 대한 지식을 제대로 몸에 익혀 다이어트는 물론 건강을 유지하는 데 도움이 되길 바란다.

지질은 3대 영양소(에너지 생산 영양소)의 하나

3대 영양소

당질 … 몸을 움직이는 에너지원으로 이용된다.

단백질 … 근육과 뼈를 만든다.

지질 … 몸을 움직이는 에너지원으로 이용되며 세포막을 구성한다.

당질(탄수화물), 단백질, 지질은 인간이 살아가는 데 필요한 3대 영양소(에너지 생산 영양소)로 불린다. 당질은 주로 몸을 움직이는 에너지원으로 쓰이고, 단백질은 주로 몸을 구성하는 재료로 이용되며, 지질은 몸을 구성하거나 에너지원으로 모두 이용된다. 다이어트나 건강한 몸을 만들고 싶다면 지질은 반드시 섭취해야 한다.

지질의 종류에 따라 건강에 미치는 영향은 달라진다

9

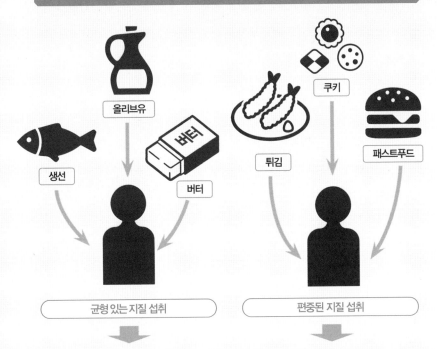

올리브유 · 쿠키 · 생선 · 버터 · 튀김 · 패스트푸드

균형 있는 지질 섭취
- 에너지로 소비되어 살이 찌지 않는다.
- 뇌를 활성화시켜 치매 등을 예방한다.

편중된 지질 섭취
- 지방으로 축적되기 쉬워 비만의 원인이 된다.
- 뇌가 정보 전달을 제대로 하지 못한다.

다이어트와 건강한 몸을 만들기 위해 지질 지식이 필수

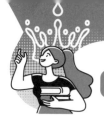

02 기름과 지방은 어떻게 다를까?

상온에서 액체인 기름과 고체인 지방

지질은 크게 기름과 지방 두 가지로 나뉜다. 두 가지 모두 기름이라고도 할 수 있지만, 그 특징이나 원료가 사뭇 달라 구분된다.

기름은 상온에서 액체인 것을 말한다. 샐러드유나 참기름 등 이른바 **식물성 유지라 불리는 것의 대부분이 이에 해당한다.** 식물은 종자와 배아, 과육 등에 유분을 함유하고 있으며, 이것을 짜서 추출한 것을 식물성 유지라고 한다.

한편 지방은 상온에서 고체인 것을 말한다. 우지(牛脂, 소기름) 및 돈지(豚脂, 돼지기름)라고 말하는 것에서 알 수 있듯이 **동물의 체내에 있는 유지가 기본적으로 이에 해당한다.** 우유의 유지방으로 만든 버터도 지방이다.

다만 기름은 식물성 유지, 지방은 동물성 유지라고 해서 딱 나뉘는 것은 아니다. 어유(魚油, 생선)는 동물성 유지이지만 기름에 속하고, 코코넛이 원료인 코코넛 오일은 식물성 유지이지만 상온에서 고체인 지방이다.

이처럼 지질이라고 해도 그 특징에 따라 기름과 지방 2종류로 나뉜다. **본질적으로 같은 지질이지만 몸에 미치는 영향이 크게 다르기 때문에**, 먼저 기름과 지방으로 구분된다는 것을 잘 기억하자.

참고로 기름에는 광물을 원료로 하는 원유(原油)도 있다. 기계의 윤활유 등에 사용되며, 생분해가 어렵기 때문에 식용으로 이용되지는 않는다.

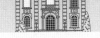

기름과 지방의 차이

기름

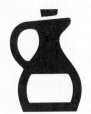

- 샐러드유
- 참기름
- 올리브유
- 들기름 등

상온에서 액체
주로 식물성 유지

지방

- 우지(fat)
- 돈지(lard)

- 버터 등

상온에서 고체
주로 동물성 유지

기름은 상온에서 액체인 것으로, 샐러드유와 참기름 등이 대표적이다. 한편 지방은 상온에서 고체이고 우지 및 돈지 등을 꼽을 수 있다. 일반적으로 기름은 식물성 유지, 지방은 동물성 유지의 대다수가 이에 해당한다. 기름과 지방은 몸에 미치는 영향이 크게 다르므로 차이를 알아두자.

동물성 기름과 식물성 지방도 있다

동물성 기름

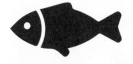

생선 등

상온에서 액체

식물성 지방

코코넛 오일
카카오 버터 등

상온에서 고체

동물성 유지 중에는 상온에서 액체인 기름도 일부 있다. 어유와 마유(馬油) 등이 이에 해당한다. 한편 식물성 유지 중에도 코코넛 오일이나 카카오 버터 등 상온에서 고체인 지방이 있다. 반드시 식물성 유지＝기름, 동물성 유지＝지방이라고는 할 수 없다.

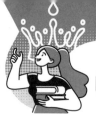

03 지질을 구성하는 지방산

지방산이 유지의 특징을 결정한다

앞에서 지질은 기름과 지방 2종류가 있다고 설명했다. 그런데 이러한 차이를 만드는 것은 지질 성분인 지방산이다.

지질은 일반적으로 중성지방을 말하는데, 이것은 글리세롤이라는 물질에 지방산 3개가 결합되어 있는 모습이다. 지방산은 크게 4종류로 나뉘는데(뒤에서 설명), 굳는 정도와 영양 등 각각 특징이 다르다. 유지가 어떤 지방산으로 구성되어 있는지에 따라 그 특징이 달라진다.

조금 더 자세히 말하자면, 지방산의 분자 구조는 탄소, 산소, 수소 3종류의 원자로 이루어진다. 탄소가 사슬처럼 연결되어 있고 그 주위를 수소가 둘러싼 형태이다. 이 탄소의 수에 따라 지방산의 특징도 달라진다.

탄소가 연결된 수가 적은 것은 단쇄 지방산, 중간인 것은 중쇄 지방산, 많은 것은 장쇄 지방산으로 구분한다.

중쇄 지방산은 몸에 좋다는 말을 들어본 적이 있을 것이다. 지방산은 탄소의 수가 적을수록 대사가 쉬우며, 중쇄 지방산은 탄소의 수가 비교적 적어 연소하기 쉬운 지방산으로 주목받고 있다.

아무튼 지방산이라는 물질이 지질을 구성하고 있다는 것을 이해하길 바란다.

지질은 지방산으로 구성된다

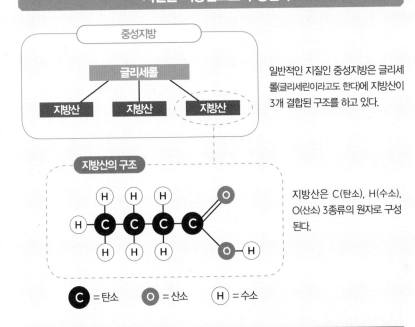

중성지방

글리세롤

지방산   지방산   지방산

일반적인 지질인 중성지방은 글리세롤(글리세린이라고도 한다)에 지방산이 3개 결합된 구조를 하고 있다.

지방산의 구조

지방산은 C(탄소), H(수소), O(산소) 3종류의 원자로 구성된다.

C = 탄소   O = 산소   H = 수소

지방산은 종류에 따라서 구조가 다르다

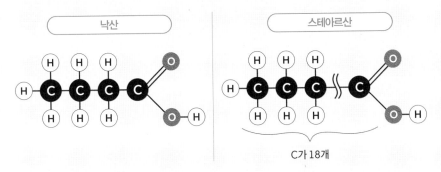

낙산

스테아르산

C가 18개

지방산은 종류에 따라서 탄소의 수가 달라진다. 예를 들어 낙산은 탄소가 4개이지만, 스테아르산은 탄소가 18개나 연결되어 있다. 이 구조의 차이가 특징의 차이로 드러난다. 덧붙여 탄소 수에 따라 단쇄 지방산, 중쇄 지방산, 장쇄 지방산으로 구분된다.

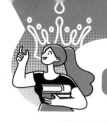

04 포화지방산과 불포화지방산

기름과 지방을 구분하는 2종류의 지방산

지방산의 종류는 크게 포화지방산과 불포화지방산 2종류로 나눌 수 있다. **포화지방산의 분자 구조는 탄소가 수소와 규칙적으로 결합해 있고, 불포화지방산은 탄소의 일부가 이중결합되어 있어 그만큼 수소가 적다.**

오른쪽 페이지의 그림을 보면 쉽게 이해할 수 있을 것이다. 포화지방산은 각 탄소가 수소 둘과 규칙적으로 결합되어 있지만, 불포화지방산은 일부 탄소가 수소 하나와 결합하면서 수소가 비어 있는 자리에 탄소끼리 결합되어 있다(=이중결합).

이것이 의미하는 바는, **포화지방산은 분자 구조가 견고해서 단단하고, 불포화지방산은 반대로 분자 구조가 약해서 점성이 낮다는 의미이다.** 상온에서 고체인 지방은 포화지방산을 많이 함유하고 있고, 상온에서 액체인 기름은 불포화지방산을 많이 함유하고 있다. 반대로, 함유하고 있는 지방산의 차이에 따라 지방은 쉽게 굳고, 기름은 잘 굳지 않는다.

또한 불포화지방산은 이중결합이 한 곳뿐인 단일불포화 지방산과 이중결합이 두 곳 이상인 다중불포화 지방산으로 나눌 수 있다. 단일불포화 지방산은 체내에서 만들 수 있는 지방산이고, 다중불포화 지방산은 체내에서 만들 수 없는 지방산이다. 다중불포화 지방산은 식사로 섭취해야 하기 때문에 필수지방산이라고도 한다.

포화지방산과 불포화지방산의 차이

포화지방산

상온에서 고체
탄소 간 이중결합이 없다

분자 구조의 예

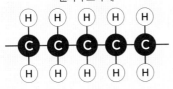

C(탄소)와 H(수소)가 규칙적으로 결합하고
있다.

불포화지방산

상온에서 액체
탄소 간 이중결합이 있다

분자 구조의 예

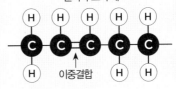

이중결합

C(탄소)의 일부가 이중결합되어 있어, 그
만큼 H(수소)가 적다.

단일불포화 지방산

탄소 간 이중결합이 한 곳
체내에서 만들 수 있다

분자 구조의 예

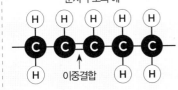

이중결합

다중불포화 지방산

탄소 간 이중결합이 두 곳 이상
체내에서 만들 수 없는 **필수지방산**

분자 구조의 예

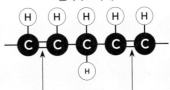

이중결합

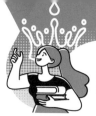

05 지방산의 종류

각종 지방산의 특징

실제로 어떤 지방산이 있는지, 대표적인 지방산을 오른쪽 페이지에 정리했다.

우선 상온에서 고체인 지방에 많이 들어 있는 포화지방산인 라우르산(lauric acid)과 미리스트산(myristic acid)은 식물성 지방의 주성분으로, 특히 라우르산은 소화에 좋은 중쇄 지방산으로 주목받고 있다. 한편 동물성 지방의 주성분인 팔미트산(palmitic acid)과 스테아르산(stearic acid)은 **몸에 쉽게 쌓이는 장쇄 지방산으로 과다 섭취하면 동맥경화 등의 발병 위험을 높인다.**

다음으로 기름에 들어 있는 불포화지방산 중 체내에서 만들 수 있는 단일불포화 지방산으로 올리브유의 주성분인 올레인산(oleic acid)이 대표적이다. **쉽게 산화하지 않고, 열에도 강하고, 취급하기 쉬운 것이 장점이지만 과다 섭취하면 비만으로 이어진다.**

그리고 불포화지방산 중 체내에서 만들 수 없는 다중불포화 지방산으로는 대부분의 샐러드유에 포함된 리놀레산이 가장 친숙하다. 단, 이 지방산은 대두나 밀, 쌀 등에도 포함되어 있어 의식하지 못하는 사이에 과다 섭취할 수 있다. 한편 '건강에 좋다'고들 하는 **EPA와 DHA는 생선을 많이 먹지 않는 현대인에게 부족하기 쉬운 지방산이다.** 의식적으로 섭취해야 할 지방산이라고 할 수 있다.

불포화지방산은 거의 모두가 장쇄 지방산이며, 그중에서도 EPA와 DHA는 특히 탄소의 연결이 긴 지방산이다.

지방산의 종류와 특징

■ 포화지방산

이름	탄소 수	이중결합 수	설명
초산	2	0	식초에 들어 있다.
낙산	4	0	버터와 치즈 등에 들어 있다.
라우르산	12	0	코코넛 오일과 팜유 등에 들어 있다.
미리스트산	14	0	
팔미트산	16	0	우지와 돈지 등에 들어 있다.
스테아르산	18	0	

■ 단일불포화 지방산

이름	탄소 수	이중결합 수	설명
팔미톨레산	16	1	마카데미아넛 오일 등에 들어 있다.
올레인산	18	1	올리브유의 주성분

■ 다중불포화 지방산

이름	탄소 수	이중결합 수	설명
리놀레산	18	2	콩기름이나 옥수수유 등의 주성분. 밀과 쌀 등에도 들어 있다.
γ-리놀렌산	18	3	체내에 흡수된 리놀레산에서 생성된다.
α-리놀렌산	18	3	들기름이나 아마씨유 등에 들어 있다.
아라키돈산	20	4	체내에 흡수된 리놀레산에서 생성된다.
EPA(에이코사펜타엔산)	20	5	어유의 주성분
DHA(도코사헥사엔산)	22	6	

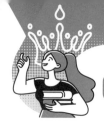

06 원래 지질은 살찌는 거라고?

선택만 잘하면 살찌지 않는다

흔히 지질을 섭취하면 살이 찐다고들 하는데, 정말로 그럴까? 물론 지질이 칼로리가 높은 것은 사실이다. 3대 영양소 중 당질(탄수화물)과 단백질이 1g당 약 4kcal인 반면 지질은 1g당 9kcal나 된다. 같은 양을 섭취하더라도 당질과 단백질보다 두 배 이상의 칼로리를 섭취하는 것이다. 즉, **지질을 지나치게 많이 섭취하면 에너지로 소비하지 못하고 남은 만큼 체지방이 늘어난다.**

다만 주의해야 할 것은 지질 중에서도 쉽게 살찌는 지질과 그렇지 않은 지질이 있다는 점이다. 쉽게 말해, **상온에서 고체인 지방은 쉽게 살찌고 상온에서 액체인 기름은 그렇지 않다.** 지방을 섭취하면 체내에서 굳어 쉽게 축적되지만 기름은 체내에서 에너지로 소비되기 쉬운 성질이 있다. 즉, 같은 양의 지질이라도 지방을 섭취하느냐 기름을 섭취하느냐에 따라 살이 찌는 정도가 달라진다.

예를 들어 고기의 비계를 분별없이 먹으면 지질의 양이 적어도 쉽게 살찌지만, 같은 양을 EPA나 DHA가 풍부한 어유로 바꾸면 살찌기 힘든 몸으로 바뀐다. 같은 의미에서 리놀레산이 풍부한 샐러드유도 살이 잘 찌지 않는 기름이지만, 리놀레산은 여러 가공식품 속에 포함된 경우가 많아서 과다하게 섭취할 수 있으니 조심해야 한다.

지질은 실제로 칼로리가 높다

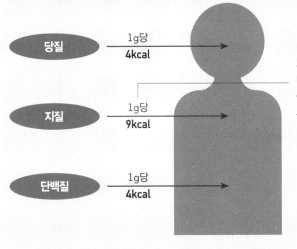

당질
1g당
4kcal

지질
1g당
9kcal

단백질
1g당
4kcal

지질은 당질(탄수화물)이나 단백질과 비교해 같은 양을 섭취할 경우 칼로리가 두 배 이상이다.

지질의 종류에 따라 건강에 미치는 영향이 다르다

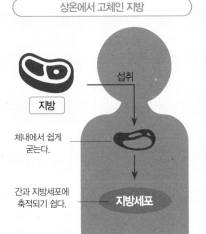

상온에서 고체인 지방

지방

섭취

체내에서 쉽게 굳는다.

간과 지방세포에 축적되기 쉽다.

지방세포

살찌기 쉽다

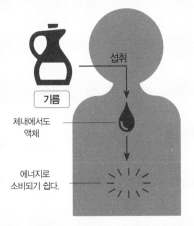

상온에서 액체인 기름

기름

섭취

체내에서도 액체

에너지로 소비되기 쉽다.

살찌기 어렵다

원래 지질은 실체는 거라고?

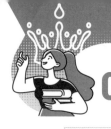

07 체지방이 쌓이는 원리

체지방의 원인은 당질과 지방에 있다

지질을 섭취할 때 어떤 지질을, 얼마나 섭취하는지에 따라 체지방이 늘고 살이 찌는지 결정된다. 하지만 살이 찌는 원인은 그뿐만은 아니다. 살이 찌는 원리를 알아보자.

우리가 식사를 통해 섭취하는 영양소 중 몸을 움직이는 에너지원은 당질(탄수화물)과 지질이다. 당질은 체내에서 포도당으로 분해되고 지질은 지방산으로 분해되어 각각 에너지로 소비된다. 그리고 소비되지 못한 포도당이나 **지방산은 간이나 지방세포에 쌓이는데, 이것이 체지방이 된다.** 만일의 경우에 대비해 에너지를 비축해 두는 것이다.

즉, 당질과 지질 모두 체지방이 된다. 당질의 섭취가 지나쳐도, 지질의 섭취가 지나쳐도 모두 비만이 될 수 있다.

하지만 체지방은 사람이 살아가기 위해 어느 정도 필요한 영양소이다. **비상시에 에너지원으로 사용할 수 있을 뿐 아니라 몸을 외부 기온과 충격으로부터 보호하는 역할도 하기 때문이다. 하지만 지나치게 많으면 살이 찌게 된다.**

덧붙여 남은 에너지를 체지방으로 축적하는 이유는 지질(=지방)이 에너지의 저장에 적합하기 때문이다. 당질(=포도당)인 채로 체내에 축적하려고 하면 무거워서 몸을 움직이기 힘들다. 이것은 지질이 그만큼 에너지 효율이 뛰어나다는 것을 의미한다.

음식물이 체지방이 되는 과정

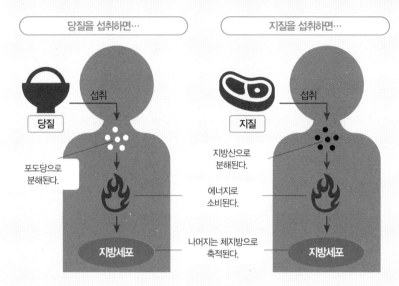

당질을 섭취하면…

당질

포도당으로 분해된다.

섭취

지질을 섭취하면…

지질

지방산으로 분해된다.

섭취

에너지로 소비된다.

지방세포

나머지는 체지방으로 축적된다.

지방세포

당질을 섭취하면 체내에서 포도당으로, 지질을 섭취하면 지방산으로 각각 분해된다. 이들은 몸을 움직이는 에너지원으로 사용되고 나머지는 모두 체지방으로 축적된다.

체지방은 에너지 저장에 적합하다

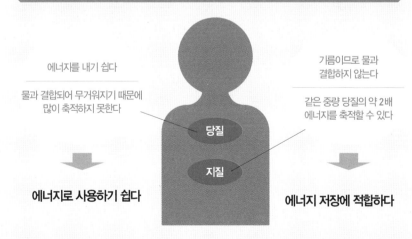

에너지를 내기 쉽다

물과 결합되어 무거워지기 때문에 많이 축적하지 못한다

당질

기름이므로 물과 결합하지 않는다

같은 중량 당질의 약 2배 에너지를 축적할 수 있다

지질

에너지로 사용하기 쉽다

에너지 저장에 적합하다

체지방이 쌓이는 원리

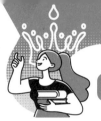

08 다이어트를 하는 사람에게도 기름이 필수인 이유

지질을 제대로 섭취하면서 다이어트를 하자

앞서 18페이지에서 지질을 선택하는 방법에 따라 살찌는 정도가 달라진다고 이야기했다. 하지만 어디까지나 쉽게 살찌지 않는다는 얘기이지 결코 살이 빠진다는 뜻은 아니다. 이런 이야기를 들으면 '역시 다이어트를 위해선 지질을 피하는 게 좋을까?' 하는 의문이 생길 것이다.

그러나 다이어트를 하더라도 지질은 반드시 섭취해야 한다. 왜냐하면 우리 몸에 있는 약 37조 개의 세포는 지질 성분의 막에 의해 보호되고 있기 때문이다. 이 세포막은 세포에 영양을 공급하고 또 노폐물을 배출하는 역할을 한다. 이런 세포막에 지질이 부족하면 세포막의 기능이 떨어져 피부나 머리카락이 건조해진다.

또, 우리 뇌의 유형(有形) 성분 약 65%가 지질이다. 지질이 부족하면 뇌의 기능도 무뎌진다. 이로 인해 우울증에 걸리거나 치매를 일으킬 수도 있다.

그 외에도 지질은 당질(탄수화물)과 함께 우리 몸을 움직이는 에너지원이기도 하다. 그래서 지질을 섭취하지 않으면 몸을 잘 움직일 수 없게 된다.

이와 같이 지질은 우리가 살아가는 데 반드시 필요한 영양소이기 때문에 다이어트 중에도 반드시 섭취해야 한다. 그리고 가능한 살이 덜찌는 지방을 섭취하는 것이 다이어트의 요령이라고 할 수 있다.

인간은 지질을 섭취하지 않으면 살아갈 수 없다

지질은 세포막을 형성하고 있다

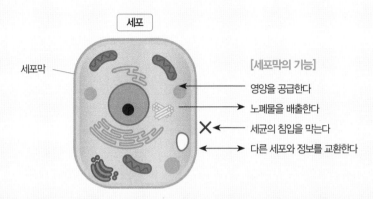

세포

세포막

[세포막의 기능]

영양을 공급한다
→ 노폐물을 배출한다
✕ ← 세균의 침입을 막는다
→ 다른 세포와 정보를 교환한다

사람의 세포막을 만드는 것은 지질이다. 세포막은 세포에 영양을 공급하고 세포에서 노폐물을 배출하는 등의 일을 한다. 지질을 제대로 섭취하지 않으면 세포막이 탄력을 잃어 기능이 저하된다. 양질의 세포막을 유지하는 데 지질은 빼놓을 수 없다.

지질은 중요한 에너지

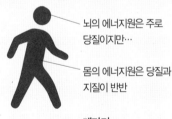

뇌의 에너지원은 주로 당질이지만…

몸의 에너지원은 당질과 지질이 반반

게다가…
지질은 당질의 약 2배의 에너지를 갖고 있다!

지질은 당질과 함께 몸을 움직이는 에너지원이 된다. 당질이 부족한 경우에는 지질이 케톤체(ketone body)라는 물질로 변화하여 당질 대신 뇌의 에너지원이 된다. 또한 지질은 당질과 비교해서 동일한 중량으로 약 2배의 열량을 갖고 있어 에너지 효율이 우수하다.

지질은 뇌의 주성분

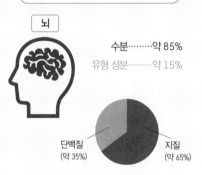

뇌

수분·········약 85%
유형 성분·········약 15%

단백질
(약 35%)
지질
(약 65%)

뇌는 대부분이 수분이지만, 전체의 15% 정도를 유형 성분이 차지한다. 유형 성분을 주로 구성하는 것이 지질이다. 우리가 섭취하는 지질은 뇌를 만드는 중요한 성분이다. 지질이 부족하면 뇌 기능이 저하, 우울증 및 치매 등을 유발할 수 있다.

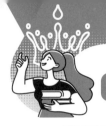

09 하루에 필요한 기름의 양은 정해져 있다?

지질 섭취 기준량

앞에서 설명했듯이 인간은 지질을 섭취하지 않으면 살 수 없다. 그러나 무턱대고 지질을 마구 섭취하면 남은 양이 우리 몸에서 체지방으로 변해 살이 찌는 원인이 된다. 그러므로 자신에게 적당한 양을 섭취하는 것이 중요하다.

지질을 어느 정도 섭취하면 되는지 우리나라 보건복지부에서는 기준을 정해 놓았다.[*] 첫째, 연령과 성별에 따라 하루에 필요한 칼로리의 기준이 있고, 그중 지질에서 얻는 열량은 전체의 15~30%가 적정하다고 한다. 예를 들어, 성인 남성이라면 하루에 2,000~2,600kal(76세 이하~19세 이상)가 기준이고 그중 300~780kal를 지질에서 섭취하도록 권장하고 있다. 지질은 1g당 9kcal이므로 역산하면 하루에 33~87g 정도가 섭취 기준이 된다. 단, 신체 활동량이나 체중 등에 따라 필요한 칼로리가 다르기 때문에 위에서 말한 것은 하나의 예시로 보기 바란다.

또, 지질은 샐러드유나 고기의 지방과 같이 한눈에 지방임을 알 수 있는 것만 있는 게 아니라 다양한 식품에 포함되어 있다. 오른쪽 페이지를 보면 의외로 많은 식품에 지방이 포함되어 있는 것을 알 수 있다. 자신도 모르게 많은 양의 지질을 섭취하는 경우가 있으므로, 평소 섭취하는 지질을 줄여야겠다는 생각으로 적당량을 섭취하는 게 좋다.

---

[*] **한국인 영양소 섭취기준** 우리나라는 국가 차원에서 2015년 「국민영양관리법」을 제정했고, 보건복지부에서는 이 법에 근거하여 한국영양학회를 통해 3년(2018-2020년)에 걸쳐 영양소 섭취기준 제·개정 연구를 수행하여, 2020년 12월 22일에 그 기준을 발표하였다._역자 주

필요 칼로리양에서 지질량을 계산하면

하루에 필요한 칼로리량

성인 남성	2,000~2,600kcal
성인 여성	1,600~2,000kcal

※보건복지부 「한국인 영양소 섭취기준(2020년)」에서

권장 영양 균형

단백질
(7~20%)

지질
(15~30%)

탄수화물
(55~65%)

하루에 필요한 지질량

성인 남성	33~87g
성인 여성	27~67g

우리나라 보건복지부에서는 연령과 성별에 따라 하루에 필요한 칼로리 기준을 발표하고 있다. 성인 남녀의 경우 왼쪽 위의 표가 기준이다. 또한 그 칼로리 중 15~30%를 지질에서 섭취하는 것이 바람직하다고 하며, 하루 지질량을 계산해 보면 왼쪽과 같다.

자신도 모른 채 지질을 과다 섭취할 가능성도

자주 먹는 음식에 포함된 100g당 지질량

크루아상
(26.8g)

라면
(19.1g)

소고기 등심
(47.5g)

베이컨
(39.1g)

참다랑어회(뱃살)
(27.5g)

달걀노른자
(33.5g)(1개당 약 6.7g)

레어 치즈 케이크
(28.0g)

감자 칩
(35.2g)

※ 수치는 각각 식용 가능 부위 100g당.
일본 문부과학성 「일본식품표준성분표 2015년판(개정 7)」에서

지질은 많은 식품에 들어 있다. 소 등심 스테이크 200g을 먹으면 하루 지질 섭취량에 도달한다. 기름기가 적은 살코기를 먹는 등 지질을 줄여 먹겠다는 생각으로 적당량 먹는 게 좋다. 감자 칩 등의 과자류도 조심해야 한다.

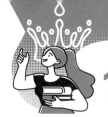

10 오메가3 계열의 기름이란 무엇인가?

기름 선택 시에 중요한 오메가○

기름에 관해 말할 때 오메가○라는 말을 들어 본 적이 있는가? 이것은 지방산 중 불포화지방산을 그 특징에 따라 종류를 나눈 명칭이다. **같은 불포화지방산이라도 오메가○에 따라 몸에 미치는 작용이 전혀 다르다.**

기본적으로는 오메가3, 6, 9의 3가지로 나눌 수 있다. 오른쪽 페이지에 소개된 구조를 보면 알 수 있듯 탄소의 이중결합 위치가 오메가○의 숫자로 표현된다.

여기서 중요한 것은 **다중불포화 지방산은 오메가3와 오메가6로 나뉜다는 점이다.** 같은 다중불포화 지방산으로 묶여 있지만, 오메가3와 6는 서로 상반되는 작용을 한다. 간단하게 말하면 **오메가3는 세포막을 부드럽게 하고 오메가6는 딱딱하게 한다. 어느 한쪽에 치우치면 세포막의 균형이 무너진다.**

하지만 시중에는 오메가3에 비해 오메가6를 포함한 기름이 압도적으로 많기 때문에 오메가6에 편중된 식생활을 하고 있는 것이 사실이다.

따라서 오메가3를 섭취할 수 있는 희귀 기름인 어유나 들기름이 주목받고 있는 것이다.

한편 중립적인 입장에 있는 것이 오메가9이다. 오메가9은 필수지방산이 아니기 때문에 많이 섭취하려고 노력할 필요는 없지만, 오메가6의 과다 섭취를 방지하기 위해 대신 섭취하는 것도 좋은 방법이다.

오메가3, 오메가6, 오메가9의 차이

오메가3의 예 α-리놀렌산(다중불포화 지방산)

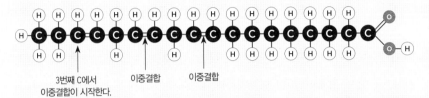

3번째 C에서
이중결합이 시작한다.

이중결합

이중결합

오메가6의 예 리놀레산(다중불포화 지방산)

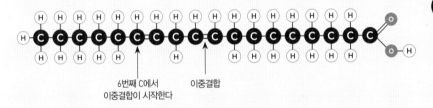

6번째 C에서
이중결합이 시작한다

이중결합

오메가9의 예 올레인산(단일불포화 지방산)

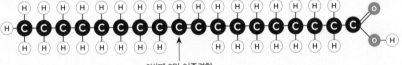

9번째 C만 이중결합

C = 탄소   **O** = 산소   **H** = 수소

불포화지방산은 일부 탄소가 이중결합되어 있다고 14페이지에서 소개했는데, 앞에서 세 번째 탄소부터 이중결합이 시작되는 것을 오메가3, 6번째 탄소부터 시작되는 것을 오메가6, 9번째 탄소만 이중결합되어 있는 것을 오메가9이라고 한다. 이 중, 다중불포화 지방산인 오메가3와 오메가6는 상반된 작용을 하기 때문에 경쟁 관계라고 할 수 있다. 그러므로 두 가지를 모두 골고루 섭취하는 것이 중요하다.

[오메가3와 오메가6는 경쟁 관계]

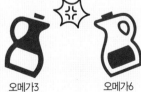

오메가3   오메가6

오메가3 계열의 기름이란 무엇인가?

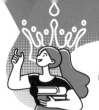

11 오메가○는 기름의 종류를 말하는 게 아니다

기름은 여러 지방산으로 구성되어 있다

오메가○ 계열의 영양소는 어디까지나 기름 성분인 지방산이며, 기름 자체가 아니다. 지질은 모두 여러 지방산으로 구성되어 있으며, 오메가3가 ○%, 오메가6가 ○%와 같이 구성 비율이 모두 다르다. 그리고 특히 오메가3를 많이 함유한 것을 오메가3 기름, 오메가6를 많이 함유한 것을 오메가6 기름이라고 부른다.

오른쪽 페이지에는 주요 지질의 구성 성분이 나와 있다. 예를 들어 대표적인 오메가9 기름인 올리브유는 성분의 대부분이 오메가9이지만, 포화지방산과 오메가6도 약간 포함하고 있다. 또한 상온에서 고체인 우지는 포화지방산이 절반 가까이를 차지하고 있지만, 나머지 절반은 불포화지방산인 오메가9과 오메가6이다.

이렇게 보면 오메가3가 얼마나 귀한지 알 수 있다. 오메가3를 전혀 함유하지 않은 지질도 많지만, 그 중에서 **오메가3가 주성분인 들기름은 이질적인 존재라고도 할 수 있다.** 어유는 오메가3의 비율이 그리 많지는 않으나 오메가3 중에서도 특히 중요한 EPA와 DHA를 풍부하게 함유하고 있기 때문에 단순히 숫자 이상으로 귀중한 존재이다.

이상과 같이 여기서 기억해 둘 것은 지질이 다양한 오메가○로 되어 있다는 사실이다.

각종 지질에 들어 있는 지방산의 비율

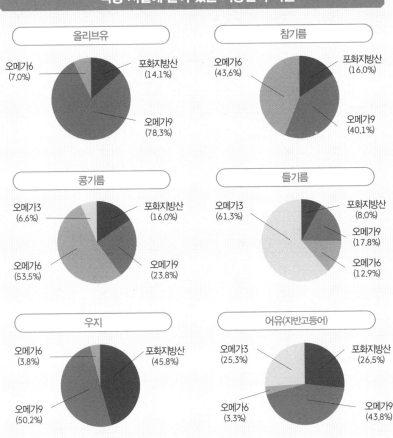

올리브유
- 오메가6 (7.0%)
- 포화지방산 (14.1%)
- 오메가9 (78.3%)

참기름
- 오메가6 (43.6%)
- 포화지방산 (16.0%)
- 오메가9 (40.1%)

콩기름
- 오메가3 (6.6%)
- 포화지방산 (16.0%)
- 오메가6 (53.5%)
- 오메가9 (23.8%)

들기름
- 오메가3 (61.3%)
- 포화지방산 (8.0%)
- 오메가9 (17.8%)
- 오메가6 (12.9%)

우지
- 오메가6 (3.8%)
- 포화지방산 (45.8%)
- 오메가9 (50.2%)

어유(자반고등어)
- 오메가3 (25.3%)
- 포화지방산 (26.5%)
- 오메가6 (3.3%)
- 오메가9 (43.8%)

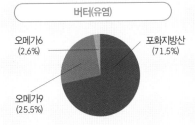

버터(유염)
- 오메가6 (2.6%)
- 포화지방산 (71.5%)
- 오메가9 (25.5%)

지질은 모두 여러 지방산으로 구성되어 있다. 그래서 '오메가○ 기름'이라고 해도 다른 지방산도 어느 정도는 포함하고 있다. 어디까지나 그것이 주성분이라는 얘기이다. 전체적으로 오메가3를 포함한 지질은 적다 보니 오메가3가 풍부한 들기름이나 어유는 귀중한 존재라고 할 수 있다.

※수치는 일본 문부과학성 『지방산 조성표』에서 반올림한 수치이기 때문에 총합이 100%가 되지 않을 수 있다.

오메가○는 기름의 종류를 말하는 게 아니다

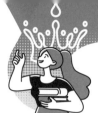

12 콜레스테롤이 나쁘다고?

콜레스테롤도 필수 지질 중 하나이다

여러 지질 가운데 콜레스테롤이라는 지질이 있다. 흔히 **콜레스테롤이라고 하면 나쁘다는 이미지가 있지만, 실은 이것도 살아가기 위해 필수인 지질 중 하나이다.**

콜레스테롤은 세포막을 형성하고 지방과 단백질의 흡수를 촉진하는 외에 남성 호르몬과 여성 호르몬의 주요성분이 되는 등 다양한 기능을 한다. 하루에 필요한 콜레스테롤양은 1~1.5g 정도라고 하며, 그중 약 3분의 2는 체내에서 만들어지고 나머지 약 3분의 1은 식사로 섭취한다.

콜레스테롤은 단독으로는 혈액에서 용해되지 않아 LDL이나 HDL이라는 운반체에 의해서 전신으로 운반된다. 운반체에 실려 있는 콜레스테롤이 건강 진단 결과에서 듣는 LDL 콜레스테롤과 HDL 콜레스테롤이다. LDL은 전신으로 운반하는 방향, HDL은 전신에서 회수하는 방향의 운반체이다.

이들은 나쁜 콜레스테롤과 좋은 콜레스테롤이라고 불리기도 하는데, 원래 선악이라는 게 쌍을 이루어 기능하는 것이다. **둘 모두 제대로 작동하는 것이 중요하다. LDL 콜레스테롤이 너무 많거나 HDL 콜레스테롤이 너무 적으면 동맥경화를 일으킬 수 있다.** 콜레스테롤 자체가 나쁜 것이 아니라 균형을 유지하는 것이 중요하다는 것을 잊지 말자.

콜레스테롤이란?

> 콜레스테롤의 역할

세포막을 형성한다.
지방과 단백질을 분해하여 장내에서 흡수되기 쉽게 한다.
남성 호르몬과 여성 호르몬 등의 재료가 된다.

살아가는 데 필수!

> LDL 콜레스테롤과 HDL 콜레스테롤

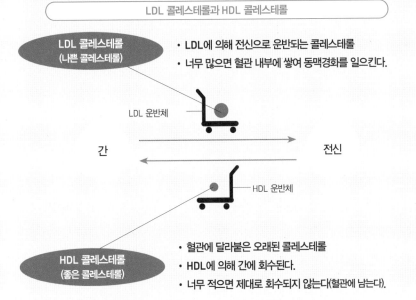

LDL 콜레스테롤
(나쁜 콜레스테롤)

- LDL에 의해 전신으로 운반되는 콜레스테롤
- 너무 많으면 혈관 내부에 쌓여 동맥경화를 일으킨다.

LDL 운반체

간 → 전신

HDL 운반체

HDL 콜레스테롤
(좋은 콜레스테롤)

- 혈관에 달라붙은 오래된 콜레스테롤
- HDL에 의해 간에 회수된다.
- 너무 적으면 제대로 회수되지 않는다(혈관에 남는다).

콜레스테롤의 포인트

- LDL 콜레스테롤과 HDL 콜레스테롤은 모두 필수
- 둘의 균형이 중요하다. LDL이 너무 많거나 HDL이 너무 적으면 동맥경화 위험!
- 총 콜레스테롤(LDL과 HDL의 합계)은 적정 수준을 유지하는 것이 좋다.

콜레스테롤이 나쁘다고?

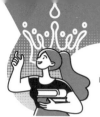

13 엑스트라 버진 올리브유는 무엇이 다를까?

품질 좋은 엑스트라 버진

대표적인 오메가9 계열의 기름인 올리브유 중에는 '엑스트라 버진'이라는 종류가 있다. 이름만 들어도 왠지 특별하고 몸에 좋을 것 같은 느낌이다.

오른쪽 페이지에서 소개한 것처럼 올리브유는 엑스트라 버진과 일반 올리브유로 나눌 수 있다. 올리브유는 **원료인 올리브의 열매를 짜서 여과한 생 오일이 먼저 만들어지고, 그중에서도 가장 최상급의 품질을 가진 것이 엑스트라 버진이 되고,** 남은 기름은 탈산 및 탈취 등의 정제 과정에 따라 일반 올리브유가 된다. 엑스트라 버진은 올리브유 중에서도 가장 고급이고 풍미가 신선하며 맛이 뛰어나다.

다만 엑스트라 버진도 일반 올리브유도 성분이 되는 지방산은 모두 동일하다. 지질을 섭취한다는 의미에서는 어떤 올리브유라도 별 차이는 없다.

한편 **엑스트라 버진이라는 이름을 얻기 위한 국제 기준 및 조건은 굉장히 까다로운데 그에 비해 일본에서는 독자적으로 기준(JAS-일본 농림 규격을 따름-역자주)을 만들어 엑스트라 버진을 인정하고 있다.** 그렇기 때문에 국제적인 기준으로 봤을 때는 엑스트라 버진이 될 수 없는 조건이지만 일본에서는 엑스트라 버진 올리브유라는 이름으로 팔릴 수도 있다. 진짜 엑스트라 버진 올리브유를 먹어보고 싶으면 국제 기준을 충족시키는지 확인 후 구입하자.

다이어트와 건강을 위해 꼭 필수인 지질 지식

올리브유의 종류

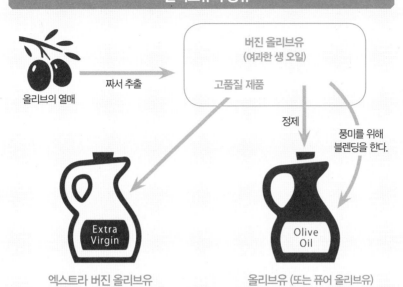

올리브의 열매

짜서 추출

버진 올리브유
(여과한 생 오일)

고품질 제품

정제

풍미를 위해
블렌딩을 한다.

Extra
Virgin

Olive
Oil

엑스트라 버진 올리브유

올리브유 (또는 퓨어 올리브유)

- 비싼 가격
- 풍미가 풍부하다.
- 폴리페놀 등도 함유되어 있다.
- 높은 온도에서 가열하면 맛이 변한다.

- 비싸지 않다.
- 무색무취에 가깝다.
- 불순물이 거의 제거되어 있다.
- 높은 온도에서 가열해도 맛에 큰 차이가 없다.

 지방산의 구성은 모두 동일

세계 기준과 일본 기준의 차이

세계 기준(국제올리브협회)의
엑스트라 버진 올리브유

일본 기준(JAS 규격)의
엑스트라 버진 올리브유

- 산도 0.8 이하
- 전문가의 관능 평가를 통과해야 한다

- 산도 약 1.0 이하

엑스트라 버진을 판정하는 데는 산도(酸度)라는 기준이 사용된다. 이것은 기름의 산화, 즉 열화 정도를 나타내는 수치이다. 국제 기준에서는 여기에 추가해 시음 심사도 하지만, 한국과 일본에서는 그렇게까지 엄격하지 않아 진짜가 아닌 엑스트라 버진도 많이 나오고 있다.

14 코코넛 오일은 있다? 없다?

한때 중쇄 지방산으로 주목받았다

다이어트에 적합한 지질로 한때 주목받은 것이 코코넛 열매에서 추출한 지방인 코코넛 오일이다.

코코넛 오일은 **식물성 유지로는 드물게 상온에서 고체인 지방이라는 점이 특징이다.** 25℃ 이상이 되면 녹기 시작하여 버터처럼 빵에 발라먹을 수 있다. 코코넛 오일의 성분을 보면 약 90%가 포화지방산이고, 그중에서도 중쇄 지방산이 대부분을 차지하고 있는 것이 큰 특징이다.

중쇄 지방산은 탄소의 연결 수가 8~12개 정도인 것을 가리키지만, 비교적 짧은 분자 구조 덕분에 체내에서 소화 및 흡수가 쉬워 에너지로 쉽게 소비되는 특성이 있다. 따라서 **중쇄 지방산이 주성분인 코코넛 오일은 '몸에 쌓이지 않는 기름'으로 주목을 받았다.** 일반적인 지질에 들어 있는 지방산은 대부분이 장쇄 지방산이고 중쇄 지방산은 드물기 때문에 그 희소성도 코코넛 오일의 인기에 한몫했다.

하지만 **코코넛 오일의 주성분은 몸 안에서 굳기 쉬운 포화지방산이고, 중쇄 지방산이 풍부하다고는 하지만 절반 정도는 장쇄 지방산으로 되어있어 지나치게 섭취하면 체지방이 늘어 살이 찐다.** 오메가6에 치우친 식생활을 개선할 목적으로 코코넛 오일을 대신 섭취하는 정도로 먹는 것이 무난하다.

코코넛 오일의 특징

코코넛 오일의 특징

코코넛 오일

코코넛 열매에서 추출한 오일이고 상온에서는 고체이지만 25℃ 이상이 되면 오일로 변한다.

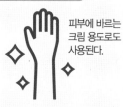

피부에 바르는 크림 용도로도 사용된다.

코코넛 오일은 중쇄 지방산이 풍부

기타 (2.1%)
오메가9 (7.1%)
포화지방산 (장쇄) (29.6%)
포화지방산 (중쇄) (61.2%)

중쇄 지방산의 특징
C(탄소)의 수가 8~12개
빠르게 소화되어 에너지가 된다
쌓이지 않는다 = 살찌기 어렵다

중쇄 지방산의 예 | 라우린산(코코넛 오일의 주성분)

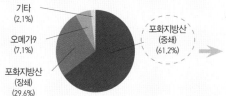

C가 12개

C = 탄소 O = 산소 H = 수소

코코넛 오일의 주성분은 중쇄 지방산이고, 그중에서도 라우린산이 대부분을 차지한다. 중쇄 지방산은 탄소의 수가 비교적 적어 바로 소화되는 것이 특징이다. 따라서 '몸에 쌓이지 않는 기름'으로 인기지만, 기본적으로는 쉽게 굳는 지방이므로 과신해서는 안 된다.

그래서 코코넛 오일이 어떻다는 거야?

- 소화도 잘 되고 살이 찌지 않는 지질이지만, 과다 섭취하지 않도록 주의해야 한다.
- 과다 섭취할 가능성이 높은 오메가6 대신 먹는 정도로 추천한다.

제1장 | 핵심 포인트

지질은 3대 영양소(에너지 생산 영양소) 중 하나로 반드시 섭취해야 한다. 그러나 아무 지질이나 섭취하면 되는 건 아니다. 지질에는 다양한 종류가 있으며, 그들을 균형 있게 섭취해야 한다. 지질의 종류와 그것을 결정짓는 성분인 지방산에 대해 다시 한번 짚고 넘어가기 바란다.

제 2 장

미용과 건강에 필수인
기름의 비밀

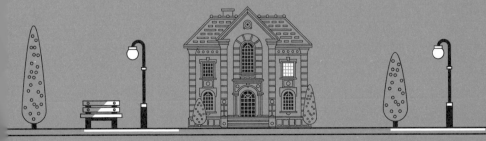

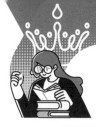

15 기름을 전혀 섭취하지 않으면 어떻게 될까?

기름은 살아가기 위해 반드시 필요한 영양소이다

평소 몸매에 신경을 쓰거나 다이어트를 열심히 하는 사람에게 기름(지방)은 가능한 섭취하지 말아야 할 것 중 하나이다. 몸에 여분의 지방이 생기는 것이 싫다는 이유로 평소 식사를 할 때 기름진 메뉴를 피하거나 튀김옷을 벗겨 먹는 사람도 적지 않다. 하지만 이런 식습관이 올바른 것일까?

지질은 건강을 주제로 한 TV 프로그램이나 책에서도 자주 다루기 때문에 잘 알고 있겠지만, **사람의 몸을 만들고 유지하는 데 빼놓을 수 없는 3대 영양소(에너지 생산 영양소) 중 하나이다.** 많은 영양소 중에서도 단백질, 당질(탄수화물), 지질을 3대 영양소라고 부르는 만큼, 이 중 어느 하나라도 과부족이 생기면 당연히 몸에 이상이 나타난다. 지질의 경우 **필요량을 초과하여 과다 섭취하면 체내에 지방이 축적되어 비만을 초래한다. 반대로 지질이 부족하면 체력 저하와 피부염, 내장 기능이 나빠질 수 있다.**

살찌고 싶지 않다는 이유로 기름을 철저히 피하는 사람도 있는데, 다이어트의 적은 기름이 아니다. 오히려 연령과 성별, 하루의 평균 운동량에 따라 필요량(오른쪽 페이지)을 섭취해야 맛있는 식사로 건강한 몸을 만들 수 있다는 사실을 명심하자.

기름은 몸을 만드는 3대 영양소(에너지 생산 영양소)의 하나

3대 영양소

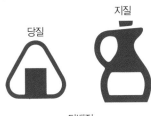

당질

지질

단백질

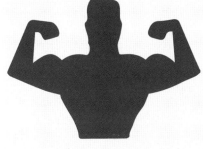

당질(탄수화물), 지질, 단백질은 사람의 생명을 유지하는 데 없어서는 안 될 중요한 영양소이다. 이 중 어느 한 성분을 과다 섭취하거나 부족하면 여러 가지로 건강이 악화된다.

지질(기름) 부족은 이상 증상의 원인이 된다

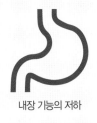

내장 기능의 저하

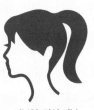

피부염, 건성 피부

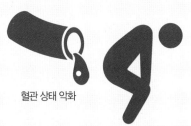

혈관 상태 악화

체력 저하, 몸의 피로

■ 하루 운동량에 따른 지질의 섭취 기준

(단위: g)

	많다	보통	적다		많다	보통	적다
20대 남자	68~102	59~88	51~77	**20대 여자**	52~78	46~68	39~58
40대 남자	68~85	59~74	50~63	**40대 여자**	51~64	44~56	38~47
60대 남자	61~76	53~67	46~57	**60대 여자**	49~61	43~54	37~46

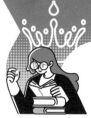

16 아름다운 피부를 갖고 싶다면 오일을 바꾸자!

나쁜 기름 밸런스가 피부 트러블을 일으킨다

매일의 식사로 섭취하는 기름이 주름이나 피부염, 머릿결에 영향을 준다고 하면, 말도 안 되는 이야기라며 안 믿는 사람이 대부분이겠지만 사실이다.

전 세계 많은 여성을 괴롭히는 **피부 트러블의 원인 중 하나는 피부재생주기**[*] **가 흐트러지기 때문이다.** 피부의 표면은 비교적 산화하기 어려운 오메가9 지방산이 포함된 피지로 덮여 있어 과도한 수분의 증발을 막아준다. 그리고 그 안쪽에 있는 표피는 피부의 수분을 유지하기 위해 각질 세포 사이를 세라마이드가 채우고 있다. 세라마이드를 만들기 위해서는 오메가6 지방산 리놀레산이 필요하다. 표피의 세포는 끊임없이 턴오버되어 새롭게 태어나고 오래된 세포는 각질로 벗겨지는데, 그 기본이 되는 세포가 활성화되기 위해서는 오메가3 지방산이 필수이다.

이 세포의 신진대사가 떨어지면 피부의 턴오버 주기가 망가져서 피지와 표피의 수분균형이 망가지고 결과적으로 기미와 주름, 다크서클이나 피부염과 같은 각종 트러블이 생긴다. 즉, 아름답고 건강한 피부를 유지하려면 오메가3·6·9 지방산을 균형 있게 섭취하는 것이 중요하다. 쥐를 이용한 실험에서도 오메가3 지방산이 결핍되면 윤기가 없는 건조한 피부가 된다는 점도 밝혀진 바 있다.

---

* **턴오버 :** 진피층에서 만들어진 새로운 세포가 각질층까지 올라와 죽은 세포가 되어 떨어져 나가는 과정_ 역자 주

피부의 구조와 기능

자외선이나 화학물질과 같이 외부 자극이 생기면

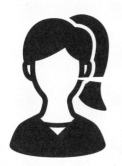

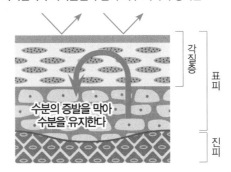

각질층 ─ 표피

수분의 증발을 막아
수분을 유지한다

진피

아름다운 피부를 갖고 싶다면 오일을 바꾸자!

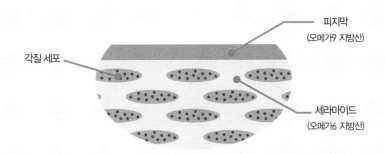

피지막
(오메가9 지방산)

각질 세포

세라마이드
(오메가6 지방산)

① 피지막

피부의 표면을 덮은 막. 피지 분비로 인해 유분
막이 형성되어 피부 안쪽으로부터 수분의 증발
이나 자외선 등의 외부 자극을 막아준다.

② 각질층

각질 세포가 쌓여 있는 층. 외부 자극으로부터
더 깊은 층이 손상되는 것을 방지한다.

③ 각질 세포 간 지질(세라마이드)

각질 세포의 틈새를 채우는 젤 같은 물질로, 피부
의 윤기와 탄력을 유지하는 역할을 한다. 각질 세
포 간 지질이 부족하면 피부의 탄력이 사라져 주
름이 생기는 원인이 된다.

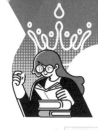

17 뇌의 기름이 부족하면 우울하거나 예민해질 수 있다

뇌는 약 60%가 기름으로 되어 있다

최근 들어 우울증이나 치매 환자의 증가가 사회문제로 떠오르고 있다. 또한 심각하진 않더라도 사소한 일로 쉽게 예민해지거나 불안을 느끼는 사람, 스트레스가 심한 사람이 늘고 있다고 한다. **이런 불안정한 상태를 유발하는 요인 중 하나가 뇌에 기름(=지방산)이 부족하기 때문이다.**

많이 알려져 있지는 않지만 인간의 뇌는 약 65%가 지질로 이루어져 있다. 그렇기 때문에 뇌가 필요로 하는 지방산을 섭취하는 일은 정상적인 뇌 활동을 위해 반드시 필요한 일이다. 그러나 식생활의 서구화로 육류와 가공식품이 식사의 중심이 되면서 오메가6 지방산의 섭취량이 크게 증가했다. 반대로 어패류에 많이 들어 있는 오메가3 지방산의 섭취량은 줄어, 뇌에 필요한 지방산의 균형이 깨져 **뇌가 정상적인 기능을 하지 못하는 일이 발생하기도 한다. 그리고 이런 일은 정서적 불안이나 기분장애를 일으키는 한 요인이 되기도 한다.**

지방산 중에서 오메가3는 뇌를 활성화하는 작용을 한다. 특히 DHA라는 성분이 신경 세포막을 부드럽게 해서 뇌의 기능을 정상적으로 유지하는 효과가 있다. 우울증이나 치매, 기억력이나 집중력이 떨어졌다고 느낀다면 오메가3 계열의 지방산을 많이 함유한 등푸른생선, 들기름이나 아마씨유를 식사 중에 섭취하자. 혹은 오메가3가 들어간 건강기능식품을 활용하는 방법도 추천한다.

기름 부족이 뇌의 부작용을 일으킨다?!

사람의 뇌는 약 65%가 지질로 구성되어 있기 때문에 지질과 뇌는 밀접한 관계가 있다. 그런 뇌에 기름(특히 오메가3 지방산)이 부족하면 우울함 외에도 불안장애나 스트레스를 쉽게 느끼는 등 뇌가 정상적인 판단을 하기 어려워질 수 있다.

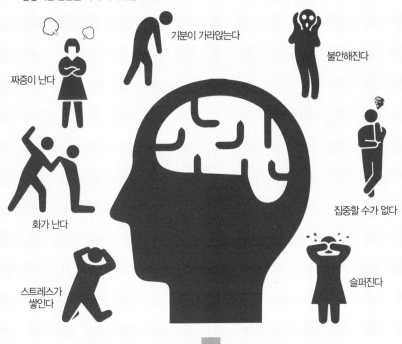

짜증이 난다

기분이 가라앉는다

불안해진다

화가 난다

스트레스가 쌓인다

집중할 수가 없다

슬퍼진다

양질의 기름 부족으로 뇌 속 지방산 균형이 깨지면
우울증과 **치매**의 발병으로 이어질 수 있다

오메가3 지방산으로 뇌를 건강하게!

등푸른생선에 많이 들어 있는 오메가3 지방산(특히 DHA)이 뇌를 활성화하고 뇌의 신경 세포막을 보호한다. 특히 오메가3 지방산은 뇌 기능을 정상적으로 유지하고, 우울증 및 치매 예방에도 도움이 된다. 평소 식사로 섭취하기 어렵다면 건강기능식품을 활용하자.

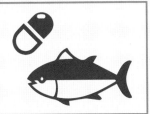

뇌의 기름이 부족하면 우울하거나 예민해질 수 있다

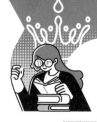

18 알레르기에 좋은 기름과 나쁜 기름

꽃가루 알레르기를 예방하는 데 기름이 효과적이라는 말은 사실일까?

매년 초봄부터 초여름까지 많은 사람을 괴롭히는 꽃가루 알레르기의 원인 중 하나도 기름이라고 한다.

특히 **리놀레산이 많이 함유된 기름은 꽃가루 알레르기와 아토피, 천식과 같은 알레르기성 질환을 악화시키거나 알레르기 반응을 가속하는 등 장점이 거의 없다.**

하지만 리놀레산은 포도씨유, 옥수수유와 같은 기름에 많이 포함되어 있고, 한때 '몸에 좋은 기름'이라며 텔레비전 광고에서도 리놀레산의 배합량을 광고카피로 내세울 정도였다. 그러나 최근 진행된 연구에서 리놀레산의 과다 섭취는 체내에서 다량의 아라키돈산(arachidonic acid)을 생성하고, 이것이 알레르기 증상의 악화와 관련이 있는 것으로 밝혀졌다. 또한 심근경색을 비롯한 심장질환의 발병 위험을 높인다는 연구 결과도 나와 리놀레산을 포함하는 기름의 위험성을 경고하는 목소리도 있다.

한편 **알레르기 증상을 완화하는 데 효과가 있는 기름도 발견됐는데, 그것은 들기름이나 아마씨유의 성분으로 친숙한 '오메가3 지방산'이다.** 이미 쥐를 사용한 실험에서 알레르기성 결막염 증상이 개선되는 등 뛰어난 항염증 작용을 하는 것으로 확인됐다. 그리 머지않은 미래에는 알레르기의 고민과 고통을 기름으로 해결하는 날이 올지도 모르겠다.

리놀레산이 알레르기 증상을 악화

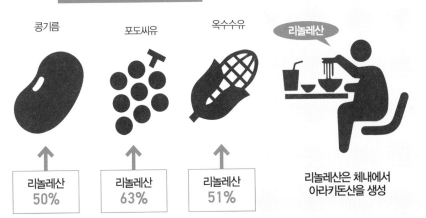

리놀레산을 많이 포함한 기름

콩기름

포도씨유

옥수수유

리놀레산

리놀레산
50%

리놀레산
63%

리놀레산
51%

리놀레산은 체내에서
아라키돈산을 생성

아라키돈산이란?

불포화지방산의 하나로, 리놀레산을 원료로 체내에서 만들어지는 필수지방산이다. 뇌에 많이 존재하고 주로 학습 능력이나 인지 기능을 높이는 작용을 하지만, 과도하게 섭취하면 꽃가루 알레르기와 식품 알레르기 등의 반응을 강화하거나 심근경색과 뇌졸중, 때로는 암을 유발하기도 한다.

오메가3 지방산이 알레르기 증상을 개선

돼지풀로 인해 알레르기성 결막염을 일으킨 쥐에게 오메가3 지방산을 포함한 식사를 섭취시킨 실험에서 오른쪽과 같이 결막에서의 프로스타글란딘 D2와 류코트리엔 B4 값이 감소했다. 이러한 실험의 결과로 알레르기성 결막염 증상이 개선되는 효과가 밝혀졌다.

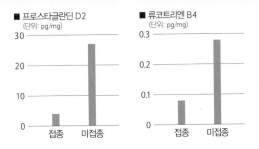

■ 프로스타글란딘 D2
(단위: pg/mg)

■ 류코트리엔 B4
(단위: pg/mg)

준텐(順天堂)대학 대학원 의학연구과 요코미조 타케히코(橫溝岳彦) 교수 연구진의 실험

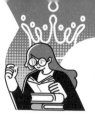

19 아기의 지능은 지질이 결정한다

뇌를 형성하는 시기에 오메가3 지방산은 필수

오메가3 지방산이 뇌를 활성화하고 기분장애나 정신적 불안정을 개선하는 데 도움이 된다는 것은 이미 얘기했지만, 그 효과는 태어난 지 얼마 안 되는 아기의 뇌에도 크게 도움이 된다고 한다.

아기의 뇌도 성인과 마찬가지로 약 65%는 지질로 구성되어 있고 엄마의 뱃속에 있는 임신 후기부터 2세 정도까지 뇌가 급속하게 발달한다. **뇌가 발달하는 이 시기에 지질, 그중에서도 '머리가 좋아지는 성분'인 오메가3 지방산인 DHA를 지속적으로 섭취하면 지능의 향상을 기대할 수 있다.**

DHA 외에도 지능 발달의 보조 성분으로 비타민 B군도 추천한다. 오른쪽 페이지에서 뇌에 도움 되는 다양한 영양소를 소개하고 있으니 참고하길 바란다.

참고로 **임신이나 수유 중인 엄마는 아기에게 더 많은 DHA를 공급하기 위해 평소보다 2배 정도 많은 DHA를 섭취해야 한다. DHA가 부족하면 아기뿐 아니라 엄마의 뇌 기능도 저하되기 때문에 제대로 섭취할 수 있도록 노력해야 한다.** 임신 초기의 입덧과 산후 우울증 예방에도 오메가3 지방산이 좋다고 한다. 그러니 임산부가 있다면 평소 즐겨 먹는 식단부터 점검해보자.

뇌에 도움이 되는 영양소

아기의 두뇌 발달을 돕고 기능을 강화하는 오메가3 지방산과 함께 다음과 같은 영양소도 섭취하면 뇌를 활성화해 뇌 기능이 좋아질 수 있다.

비타민 B1

기억력과 집중력을 높이고 숙면 효과도 있다. 현미나 돼지고기 등에 많이 들어 있다.

비타민 B6

신경전달물질의 합성으로 스트레스 완화에 도움이 된다. 가다랑어나 참치, 바나나에 많이 들어 있다.

비타민 B12

뇌세포를 활성화하고 신경전달을 돕는다. 바지락 등 조개류와 치즈에서 섭취할 수 있다.

비타민 C

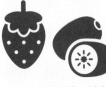

기억력과 집중력을 높인다. 키위와 딸기, 감귤류의 과일에 많이 포함되어 있다.

아연

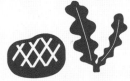

두뇌 발달을 돕고 기억력을 높인다. 소고기와 굴, 해조류에 많이 함유되어 있다.

콜린

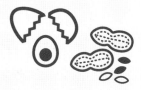

학습 능력과 기억력 향상에 도움이 된다. 달걀노른자, 땅콩, 대두에 들어 있다.

■ 이것 말고도 더 있다! 뇌력 향상에 도움이 되는 영양소

영양소	주요 효과	주요 식품
가바	뇌의 흥분을 억제하고 기억력과 집중력 향상	토마토, 아스파라거스, 감자
카르니틴	뇌의 항산화, 뇌 기능의 활성화	양고기, 소고기(살코기), 굴
타우린	뇌의 신경전달을 지원	굴, 조개, 고등어
나이아신	기억력, 집중력 향상	참치(살코기), 명란젓, 돼지고기(간)
판토텐산	기억력 향상, 스트레스 완화	닭고기(간, 닭가슴살), 표고버섯
칼슘	뇌의 흥분을 억제, 정신 안정	말린 새우, 톳, 가공 치즈
마그네슘	정신을 안정시키는 신경전달물질의 합성	파래 김, 미역, 참깨

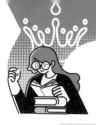

20 가장 많이 사용하는 기름인 샐러드유는 사지 말자

우리가 살아가면서 가장 많이 쓰는 기름 중 하나는 샐러드유라고 말할 수 있다. 저렴한 가격에 튀김이나 볶음, 드레싱 같은 조미료로도 사용할 수 있는 만능 기름이다. 하지만 이렇게 편리한 샐러드유의 원료가 무엇인지 아는 사람은 그리 많지 않다.

'샐러드유'는 원래 생으로 가볍게 먹기 위해 정제하여 만든 기름으로 홍화유, 해바라기유나 면실유와 같은 정제 식물유를 말한다. 앞에 붙은 샐러드라는 이름 때문에 몸에 좋은 기름이라 생각하기 쉽지만 실제로 생야채에 드레싱을 뿌려 먹는 방법이 익숙지 않았던 당시에 드레싱 기름이 백탁 현상이나 응고됨 없이 먹을 수 있도록 만들어졌다고 하여 샐러드유라고 불리게 되었다. 그리고 2종류 이상의 샐러드유를 조합한 기름을 조합 샐러드유라고 하는데 콩기름과 유채기름을 혼합한 경우가 많다.

샐러드유로 사용하는 곡물유는 오메가6 지방산인 리놀레산을 많이 함유하고 있어 오메가3 지방산과의 섭취 균형을 생각해서 일상적인 식용유로는 피해야 한다. 또 최근에는 원료를 알 수 없는 제품이나 외국산 유전자 변형 원료로 만든 샐러드유도 많이 판매되고 있어 구입할 때 성분 표시를 잘 확인하도록 하자.

애초에 샐러드유는 뭘까?

샐러드유란?

샐러드유라는 이름에서 신선한 샐러드를 떠올리는 사람도 적지 않을 것이다. 그러나 지방산 조성 비율을 보면, 오메가6 지방산(리놀레산) 함량에 비해 오메가3 지방산(리놀렌산)은 매우 적은 것을 알 수 있다. 따라서 과도하게 섭취하면 생활습관병의 위험을 높일 가능성이 있다. 이들 원료를 포함한 기름을 사용하는 경우에는 가능한 오메가6 지방산이 적고, 오메가3 또는 9 지방산(올레인산)이 많이 함유된 것을 선택해야 한다.

샐러드유의 주요 원료

- 유채(씨앗)
- 목화씨
- 대두
- 참깨
- 잇꽃(홍화)
- 해바라기
- 옥수수
- 쌀(쌀겨)
- 땅콩
- 포도씨유

같은 샐러드유라도 성분은 제각각

다음은 주요 식물성 기름에 들어 있는 지방산의 비율을 집계한 것이다. 모두 오메가6, 9 지방산의 비율이 절반 가까이 차지하고 있는 반면, 오메가3 지방산은 10% 미만으로 매우 적다.

■ 주요 식물성 기름의 지방산 조성

(참고치/단위: %)

	α 리놀렌산 (오메가3)	리놀레산 (오메가6)	올레인산 (오메가9)	포화지방산	기타
홍화유	1	12	79	7	1
유채유	9	19	64	6	2
쌀기름	1	35	43	19	2
포도씨유	1	63	16	10	10
옥수수유	1	51	30	15	3
면실유	1	54	20	23	2
콩기름	7	50	25	15	3

위험 · 유전자 변형 작물이 사용되었을지도 모른다

카놀라유 등 원료의 일부를 수입하는 기름은 주의해야 한다. 유전자 변형 작물이 사용됐을 가능성이 있기 때문이다. 성분 표시에 유전자 변형 정보가 명확하게 표기되어 있지 않은 제품은 구입하지 않는 게 좋다.

가장 많이 사용하는 기름인 샐러드유는 사지 말자

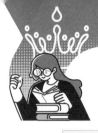

21 몸에 나쁜 트랜스지방은 무엇일까?

인위적으로 생성된 트랜스지방산

불포화지방산의 일종인 트랜스지방에 대해 들어본 적이 있는가? 식품의 안전성에 관심이 있는 사람이라면 한 번쯤은 이 단어를 들어 본 적이 있을 것이다. 그리고 지금 그 어느 때보다도 트랜스지방산의 위험성이 주목을 받고 있다.

원래 **불포화지방산에는 시스형과 트랜스형 2종류가 있으며, 전자는 천연 기름, 후자는 가공된 인공 유지에 많다고 알려져 있다.** 여기서 가공되었다는 점이 문제인데, 대부분의 경우 상온에서 액체인 식물성 기름을 화학 처리로 고체화시켜 한층 산화하기 어려운(소비 기한이 긴) 성질로 바꾸는 작업을 가리킨다. 그 과정에서 다량의 트랜스지방산이 발생한다.

이렇게 **인공적으로 만들어진 트랜스지방산을 많이 포함한 대표적인 유지가 마가린과 쇼트닝(제과 · 조리용 기름)이다.** 빵과 케이크, 쿠키와 같이 구운 과자나 튀긴 스낵류를 만들 때 빠뜨릴 수 없는 재료이다 보니 평소 식단에 신경을 쓰는 사람도 무심코 먹고 있을 가능성이 크다. 섭취한 트랜스지방산은 주로 심장에 축적되어 심장질환과 당뇨병 등의 위험을 증가시킨다. 이미 미국에서는 식품에 사용하는 것이 전면 금지되고 있으며, 우리나라에서도 그 위험성을 주시하고 있다.

불포화지방산에는 종류가 있다

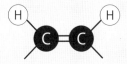

시스(cis)형

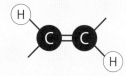

트랜스(trans)형

시스(cis)란 '같은 쪽, 이쪽'이라는 의미. 지방산의 경우는 수소 원자(H)가 탄소(C)의 이중결합을 사이에 두고 같은 쪽에 붙어 있는 상태를 시스형이라고 한다. 천연 불포화지방산의 대부분은 시스형이다.

트랜스(trans)는 '건너편, 가로지르다'라는 뜻이다. 지방산의 구조가 이중결합되어 있는 탄소(C)에 수소(H)가 각각 반대편에 붙어 있는 상태를 트랜스형이라고 한다. 식물성 기름과 어유를 가공하여 만든 기름의 대부분은 이 유형에 해당한다.

가공된 유지에는 트랜스지방이 가득!

■ 트랜스지방산 함유량

(식품 100g당 평균값 및 최대값)

음식 이름	평균값(g)	최대값(g)
쇼트닝	13.574	31.21
마가린	8.057	13.489
유제품(크림)	3.017	12.47
버터	1.951	2.21
비스킷류	1.795	7.282
옥수수계 스낵	1.715	12.652
식용 조합 기름(채종유 등)	1.395	2.78
마요네즈	1.237	1.652
라드	0.92	1.09
가공 치즈 외	0.826	1.459
케이크류	0.707	2.169
소고기	0.521	1.445
감자 스낵	0.308	1.472
크림빵	0.204	0.336
식빵	0.163	0.27

출처: 『식품에 포함된 트랜스지방산의 평가 기초 자료 조사 보고서』 일본식품분석센터

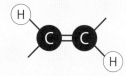

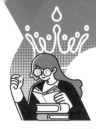

22 물에 뜨는 지방변이 생기는 이유는 기름을 많이 섭취했기 때문일까?

기름 과다 섭취 외에도 다른 원인이…

조금 더럽다고 생각할 수 있겠지만, 화장실에서 배변 후 변이 물에 떠 있거나, 혹은 기름져서 기름막이 둥둥 떠다니는 등 변 상태가 평소와 같지 않았던 경우가 있는가? **이런 상태의 변을 지방변**[*]**이라고 하는데, 원인은 변 사이에 지방이 많이 끼어 있기 때문이다.** 지방변은 이런 양상 외에도 변의 색이 옅거나 하얗고 악취가 심하다.

그럼 왜 이런 변이 나오는 걸까? 식사를 하면서 지나치게 많이 섭취한 지질이 몸 밖으로 배출된 것인데, 이를 가볍게 생각하는 사람도 많지만 사실 지방변은 간과해서는 안 되는 증상이다. 오른쪽 페이지에서도 알 수 있듯 식사로 섭취한 지질은 체내에서 중성지방과 인지질로 분해되어 몸을 움직이는 에너지로 소비된다. **이때 지질을 분해하는 단계에서 유화(乳化)라는 공정이 불충분하면 분자가 너무 커서 소화기관에 흡수될 수 없기 때문에 그대로 변에 섞여 배설된다.** 드물게 몸 상태가 좋지 않아 소화와 흡수 능력이 저하되어 지방변이 나오는 경우도 있지만 증상이 계속 이어지거나 자주 보인다면 질병의 징후일 수도 있다. **방치할 경우 영양상태가 나빠지거나 췌장염에서 더 심각한 질환으로 발전할 수도 있으니** '지방변'을 가볍게 여기지 말고 빨리 소화기내과나 일반 내과에서 진료받기 바란다.

---

[*] 脂肪便, 지방의 소화흡수 장애에 의해 분변 중의 지방이 증가하는 병적 상태_역자 주

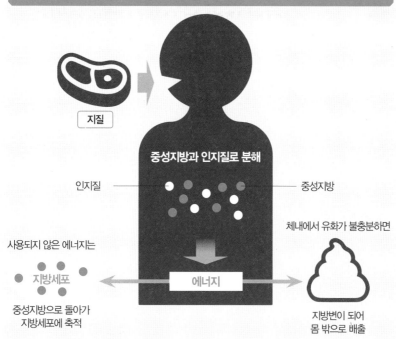

식사로 섭취한 지질은 어디로 갈까?

지질

중성지방과 인지질로 분해

인지질 — 중성지방

체내에서 유화가 불충분하면

사용되지 않은 에너지는

지방세포

중성지방으로 돌아가
지방세포에 축적

에너지

지방변이 되어
몸 밖으로 배출

지방변이 질병의 징후일지도 모른다

다음에 언급한 질병에 걸리면 지방변이 나오기도 한다. 특히 지방변이 며칠 동안 지속되거나 자주 나오는 경우는 주의해야 한다. 여기서 증상이 더 진행되면 생명에도 지장이 있을 수 있으므로 바로 내과 또는 소화기내과에서 진료받을 것을 권한다.

■ 지방변으로 의심되는 주요 질병

병명	주요 증상
흡수 불량 증후군	지방을 비롯한 영양소의 소화, 흡수가 제대로 기능하지 않는 증세. 지속 기간과 상태에 따라 영양 부족 상태가 될 수도 있다.
만성췌장염	췌장의 염증에 의해 세포가 파괴되어 섬유화하는 질병. 가장 많은 원인은 알코올의 과다 섭취이다.
편모충증	편모충이라는 기생충에 오염된 음식 등을 먹어 감염된다. 감염 유행 국가에 다녀온 사람이나 남자 동성애자 등에서 자주 발병한다.

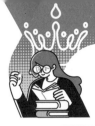

23 사 먹는 음식에 숨어있는 오메가6 기름을 조심하자

필수지방산이라고는 하지만…

오메가3 지방산과 오메가6 지방산은 건강을 지키기 위해 꼭 필요하다고 해서 '필수지방산'이라고도 한다. **모두 세포와 조직을 만들기 위해 필요한 존재이지만, 사람의 몸 안에서는 생성할 수 없기 때문에 매일 식사나 건강기능식품으로 적당량을 섭취해야 한다.**

그러나 지난 수십 년 동안 서구화된 음식을 섭취하고 간편함을 앞세우면서 우리의 식탁은 육류와 가공식품, 인스턴트 음식이 자리를 차지하게 되었다. 이에 따라 오메가3 지방산의 섭취량이 감소하고 반대로 오메가6 지방산의 섭취량이 크게 증가했다.

몸이 필요로 하는 것보다 더 많은 양을 장시간 섭취한 **우리의 몸은 오메가6 지방산(리놀레산)이 과다 상태가 되어 심장질환과 당뇨병 등의 발병 위험이 높아졌다.** 특히 평소 외식이 잦거나 조리된 반찬, 도시락, 냉동식품을 자주 먹는 사람은 주의해야 한다. 집에서 하는 요리와 달리 공장에서 사용되는 기름은 그 종류나 양, 품질을 전혀 알 수 없기 때문에 본인도 모르게 오메가6 지방산을 과다 섭취할 가능성이 있다. 집을 더럽히고 싶지 않거나 간편하고 편리하다는 이유로 외식이나 인스턴트식품을 즐겨 먹는다면 그만큼 자신의 수명을 단축시키게 된다는 사실을 기억하자.

오메가6(리놀레산)를 많이 함유한 기름

■ 주요 식물 유지류의 리놀레산의 함량 (100g당)

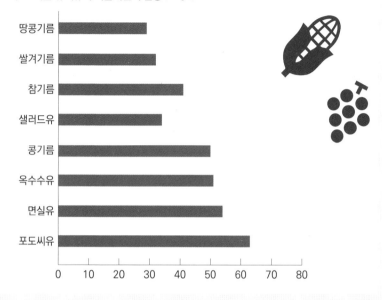

- 땅콩기름
- 쌀겨기름
- 참기름
- 샐러드유
- 콩기름
- 옥수수유
- 면실유
- 포도씨유

0 10 20 30 40 50 60 70 80

외식이나 도시락에는 오메가6 기름이 듬뿍

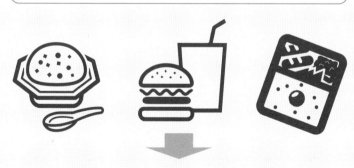

평소 자주 먹는 사람은…

자신도 모르게 리놀레산을 과다 섭취하여
생활습관병, 심장질환 등의 위험이 UP!

메뉴 선택에 주의하자 〔 외식 · 편의점 편 〕

외식이나 편의점 음식, 인스턴트식품은 오메가6 지방산을 많이 함유한 기름을 사용하는 경우가 많다.
지질 함량도 많기 때문에 이런 메뉴 식품은 가능하면 먹지 않는 식생활을 유지하도록 하자.

■ 주요 외식 · 편의점 식품의 지질량

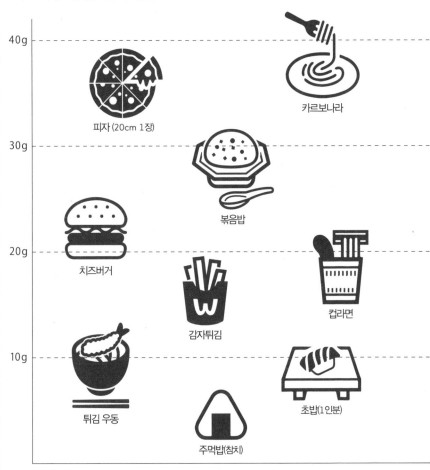

메뉴 선택에 주의하자 과자 · 가공식품 편

과자나 가공식품에도 지질이 많이 들어 있다. 햄이나 소시지, 커피크림 등은 함유량은 적지만, 식탁에 자주 오르기 때문에 자신도 모르게 과다 섭취할 수도 있다.

■ 주요 과자 · 가공식품의 지질량

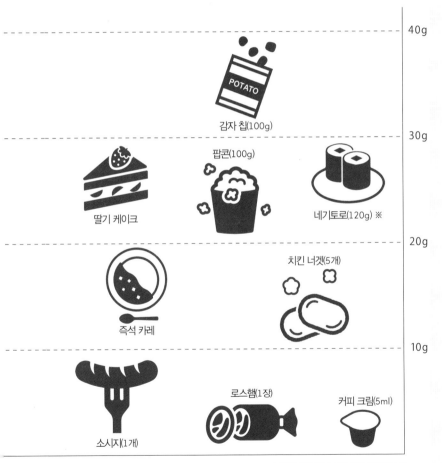

※어육에 쇼트닝이나 생선 기름 등을 첨가한 것

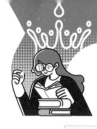

24 마가린이 몸에 나쁜 진짜 이유

'식물 유래 = 건강'은 환상

갓 구운 식빵에 마가린을 듬뿍 바르는 모습은 평소 빵을 즐겨 먹는 가정에서 자주 볼 수 있는 광경이지만, 이 습관에는 가족의 건강을 위협하는 함정이 숨어 있다.

버터의 대용품으로 자주 사용되는 마가린은 부드러워 사용하기 쉽고 가격도 저렴한 데다 식물성이라 몸에 좋을 것 같다는 인식이 있어 거리낌 없이 선택하는 이가 상당히 많다. 하지만 마가린의 정체는 50페이지에서도 소개했듯이 **트랜스지방산을 다량 함유한 '인공 유지'다. 트랜스지방산의 과다 섭취는 심장질환, 당뇨병 등의 발병 위험을 높이는 요인이기 때문에 미국과 네덜란드에서는 마가린 판매와 식품 첨가가 금지되어 있다.** 그러면 맛과 질감도 비슷한 유지 스프레드(fat spread)는 괜찮을까? 절대 그렇지 않다. 마가린의 수분 함량을 늘려서 더 부드럽게 한 것이 유지 스프레드의 정체이기 때문이다.

최근에는 **어린이용 식품으로 초콜릿이나 과일 맛을 첨가하여 빵에 발라먹는 휘핑크림도 시중에서 판매되고 있는데** 사실 이들의 정체도 유지 스프레드이다. 저렴하고 먹기 편해서 자꾸 손이 가지만, 몸에는 당연히 좋지 않다. 소중한 가족의 건강을 지키기 위해서라도 사용을 자제하도록 하자.

버터와 마가린의 차이

버터와 마가린은 모양과 용도가 비슷하지만, 원료와 만드는 방법은 완전히 다르다.
마가린을 더욱 부드럽게 한 유지 스프레드를 포함한 3가지 제품의 성분과 특징을 비교해 보자.

버터, 마가린류에 들어 있는 지방산의 비율

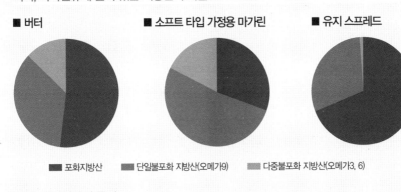

■ 버터　　　　**■ 소프트 타입 가정용 마가린**　　　　**■ 유지 스프레드**

■ 포화지방산　　■ 단일불포화 지방산(오메가9)　　■ 다중불포화 지방산(오메가3, 6)

버터, 마가린류의 특징

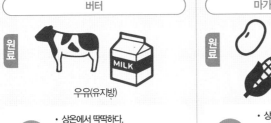

버터	마가린, 유지 스프레드

원료
우유(유지방)

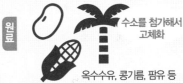

원료
수소를 첨가해서 고체화
옥수수유, 콩기름, 팜유 등

특징
- 상온에서 딱딱하다.
- 가격이 비싸다.
- 유제품 특유의 풍미가 있다.
- 산화되거나 상하기 쉽다.

특징
- 상온에서도 부드럽고 매끄럽다.
- 가격이 저렴하다.
- 깔끔하고 맛의 깊이가 없다.
- 산화되거나 상하기 어렵다.

위험 **마가린에 포함된 트랜스지방산에 주의!**

마가린의 원료인 식물성 기름은 상온에서는 액체이지만 수소를 첨가하는 처리를 해서 고체화한다.
이때 신체에 유해한 트랜스지방산도 대량으로 만들어진다. 평소 마가린을 자주 사용하는 사람은 트
랜스지방산의 과다 섭취에 주의해야 한다.

마가린이 몸에 나쁜 진짜 이유

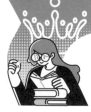

25 튀김용 기름의 재사용은 몸에 독이 될까?

재사용 기름은 소화기 계통에 손상을 입힌다

어린아이부터 노인까지 세대를 불문하고 인기가 있는 메뉴 중 하나가 튀김이다. 갓 튀겨낸 바삭바삭한 튀김이나 돈가스는 정말이지 너무 맛있다. 불 조절만 잘하면 요리 방법도 그다지 어렵지 않기 때문에 가정에서 쉽게 즐길 수 있다. 하지만 튀김 요리를 할 때 생기는 대량의 폐식용유가 고민일 것이다. **한 번 사용하고 버리려니 아까워서 재사용하는 사람도 있을 텐데, 안전을 생각한다면 재사용은 추천하고 싶지 않다.**

일단 한번 요리에 사용한 기름은 요리 중 가열과 장시간 공기에 노출, 산화하여 과산화 유지로 변한다. 튀김 찌꺼기만 제거하면 사용하기 전 상태와 별반 다르지 않아 보여도 기름의 질은 전혀 다르다. 이 기름을 섭취하면 소화관의 점막을 손상시키고, 때로는 동맥경화의 원인이 될 수도 있기 때문에 소화기와 심장, 혈압 등에 문제가 있는 사람들은 특히 더 조심해야 한다.

그럼에도 기름을 한 번만 사용하고 버리는 것이 아깝다면 튀기듯 굽는 조리법을 추천한다. **냄비 바닥에서 1~2cm 정도로 소량의 기름을 넣고 재료의 앞뒤를 뒤집으면서 튀기기 때문에 사용 후 폐기되는 기름양이 적고 뒤처리도 간단하다.** 그러나 잘 익지 않는 재료나 충분한 기름에 튀겨야 하는 요리에는 적합하지 않다.

튀김기름을 재사용하는 것이 몸에 나쁜 이유

일단 요리에 사용한 기름은 요리 중에 강한 열이나 조리 찌꺼기에 의해 오염됐고, 또한 장시간 공기에 노출되어 성분이 변화(산화)해서 몸에 해로운 과산화 유지가 된다. 시간이 지남에 따라 산화는 점점 진행되기 때문에 사용한 기름을 재사용하는 것은 좋은 방법이 아니다.

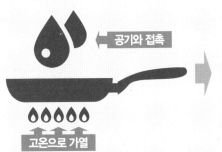

가열, 산소의 흡수에 의해 과산화물이 발생

과산화 유지로 변화

과산화 유지를 장기간 섭취하면 어떻게 될까?

산화한 기름(과산화 유지)을 반복적으로 요리에 사용하면 소화관의 점막을 손상시켜 복통이나 설사, 소화장애를 일으킬 수 있다. 또 동맥경화의 원인이 되기 때문에 혈압과 콜레스테롤 수치가 높은 사람은 특히 주의해야 한다.

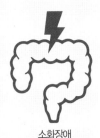

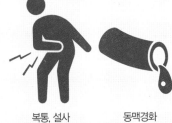

소화장애 · 복통, 설사 · 동맥경화

그래도 한 번 쓰고 버리기엔 아깝다!고 생각하는 사람을 위해

가계 경제와 건강을 지키는 '기름의 재사용 규칙'

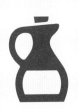

- 사용 후에는 종이 필터나 천연 소재의 천으로 거른다.
- 스테인리스 또는 법랑 용기에 담아 서늘한 곳에 보관한다.
- 재사용은 며칠 이내 또는 딱 한 번을 엄수할 것!
- 색깔과 냄새가 바뀌었다고 느끼면 망설이지 않고 버린다.

지방산 불균형이 초래하는 무서운 질병

중요한 것은 지방산의 균형이다

우리가 평소 무심코 먹는 요리와 과자에도 다양한 기름이 사용되고 있다. 그중에서도 특히 많은 것이 샐러드유와 마가린 등으로 대표되는 식물성 유지이다. 최근 들어 **식물성 유지에 많이 들어 있는 오메가6 지방산의 과다 섭취로 인해 지방산의 균형이 무너지고, 이것이 건강을 해치는 큰 요인으로 지목되고 있다.**

오른쪽 페이지에 실은 데이터는 2020년 우리나라의 주요 사망원인을 조사해서 정리한 것이다. 3대 생활습관병이라 불리는 심장질환, 암, 뇌혈관질환이 전체의 50% 가까이 차지하고 있다는 사실이 놀랍다. 이들 **3대 생활습관병의 발병은 지방산의 균형 붕괴와 깊이 관련되어 있다는 사실이 밝혀졌다.**

일반적으로 이상적인 지방산의 섭취 균형은 오메가3 지방산 '1'에 대해 오메가6 지방산은 '2~4' 정도라고 한다. 그러나 실제로는 오메가6 지방산이 압도적으로 많아 그 비율은 '1 대 20' 이상이라고 한다. 식생활의 서구화와 생선을 멀리하는 식단에 의해 **오메가3 지방산의 섭취가 불충분한 것도 있지만, 그 이상으로 오메가6 지방산을 포함한 지방을 사용한 음식이 범람하고 있기 때문이다.** 다음 페이지에서는 지방산 균형이 붕괴되면 어떤 질병을 초래하는지 그 증상과 원인, 질병의 징후 등에 대해 소개한다.

사망원인에 기름이 크게 영향을 미친다

다음 표는 2020년 우리나라의 주요 사망원인을 순서대로 정리한 것이다. 그중에서도 특히 건수가 많은 암, 뇌혈관 질환, 심장 질환 등은 매일 섭취하는 기름의 불균형도 요인의 하나라고 한다.

■ 주요 사망원인의 구성 비율(2020년)

	사인	비율(%)	인원		
			남성	여성	합계
1	암	27.0	50,817	31,387	82,204
2	심장 질환	10.6	15,958	16,389	32,347
3	폐렴	7.3	12,085	10,172	22,257
4	뇌혈관 질환	7.2	10,630	11,230	21,860
5	자살	4.3	9,093	4,102	13,195
6	당뇨병	2.8	4,320	4,136	8,456
7	알츠하이머병	2.5	2,260	5,272	7,532
8	간 질환	2.3	5,192	1,787	6,979
9	고혈압성 질환	2.0	1,997	4,103	6,100
10	패혈증	2.0	2,553	3,533	6,086
11	기타	32	–	–	–

우리에게 이상적인 지방산 균형은?

이 책에서 권장하는 오메가3 지방산과 오메가6 지방산의 이상적인 섭취 비율은 1 대 4. 마요네즈나 마가린, 가공식품 등을 자주 먹는 사람은 기름의 균형이 무너지지 않도록 주의해야 한다. 구체적인 섭취량과 나이, 성별에 따른 차이는 다음을 참조하기 바란다.

■ 오메가3, 6 지방산의 하루 식사 섭취 기준량   (단위: g)

	남성		여성	
	오메가3	오메가6	오메가3	오메가6
10대	1.7	9	1.5	8
20대	2	11	1.6	8
30대	2.1	10	1.6	8
40대	2.1	10	1.6	8
50대	2.4	10	2	8
임산부, 수유기	–	–	1.8	9

그러나 실태는

오메가3   오메가6
1 대 **20**

이라고 한다.

지방산 불균형이 초래하는 무서운 질병

지방산 불균형이 초래하는 무서운 병 ① 고혈압

오메가6 지방산을 장기간 과다 섭취하면 체내에서 아라키돈산이 증가해 혈관의 염증이 일어나기 쉽다. 염증을 일으킨 혈관의 내벽에 콜레스테롤 등이 부착하여 혈관 벽은 두껍고 딱딱해지고, 그만큼 혈액 통로(내경)는 좁아지기 때문에 혈액 순환이 악화된다. 그 결과 고혈압을 일으킨다.

이상적인 지방산의 균형은?

혈압을 측정했을 때 더 높은 수치(수축기 혈압)를 최고, 낮은 수치(이완기 혈압)를 최저라고 하는데, 일반적으로 이 수치가 최고 120, 최저 80보다 낮은 정도가 정상 범위라고 한다. 평소 혈압이 높은 사람이나 과거에 협심증, 심근경색, 당뇨병 등에 걸린 적이 있는 사람, 흡연이나 음주를 하는 사람, 과체중인 사람은 수축기 혈압 140, 이완기 혈압 90 이하를 항상 유지하도록 노력해야 한다.

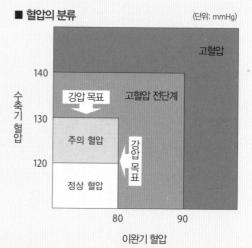

■ 혈압의 분류

(단위: mmHg)

- 고혈압
- 고혈압 전단계
- 강압 목표
- 주의 혈압
- 정상 혈압

수축기 혈압: 140 / 130 / 120
이완기 혈압: 80 / 90

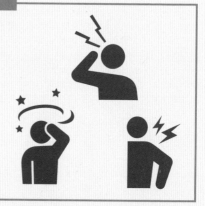

위험 고혈압은 각종 질병의 시작

고혈압은 자각 증상이 거의 없어 '침묵의 살인자'라고 불린다. 드물게 두통과 현기증, 어깨 결림 등이 그 징후로 나타날 수도 있지만, 대부분은 자기도 모르게 병이 진행된다. 만성 고혈압이 되면 뇌졸중이나 심근경색, 신장질환 등 그야말로 만병의 근원이 될 수 있으니 평소에 정기적으로 혈압을 측정하는 습관을 갖자.

지방산 불균형이 초래하는 무서운 병 ② 심장질환

왼쪽 페이지에서 소개한 고혈압이나 동맥경화의 연장선상에 있는 가장 무서운 병이 심장병이다. 특히 다음에 열거하는 5가지는 동맥경화가 주요 원인이 되어 발병한다. 매일의 식사와 섭취하는 기름의 균형에 조금 더 신경을 써야 생명에 직결되는 질병의 위험을 줄일 수 있다.

■ 동맥경화에 기인하는 주요 심장병

병명	주요 증상
협심증	• 관상동맥의 내경이 좁아져 혈류가 악화된다. • 심한 가슴 통증과 조이는 압박감이 있다.
심근경색	• 관상동맥이 막혀 심장으로의 혈류가 멈춘다. • 가슴 통증과 압박감이 30분 이상 지속된다.
대동맥류	• 대동맥에 혹이 있다. • 평소에는 증상이 없지만, 혹이 파열되면 대량출혈, 쇼크 상태가 될 수 있다.
대동맥 박리	• 대동맥이 혈류 방향으로 찢어져서 혈관의 팽창, 파열, 혈류장애 등이 일어난다. • 가슴과 허리에 심한 통증을 동반한다.
판막증	• 심장 판막이 제대로 기능하지 않아 혈액 역류나 심부전의 원인이 된다. • 가슴 두근거림 및 부종, 호흡 곤란 등의 증상이 나타난다.

심장질환은 단계가 있다

심장질환은 증상이 진행되는 정도에 따라 심부전으로 가는 단계가 있다. 단계가 진행되면 당연히 생명의 위험이 따르므로 40세가 넘으면 정기검진을 받아야 한다.

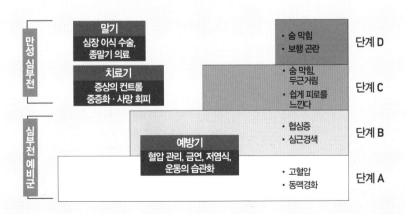

지방산 불균형이 초래하는 무서운 병 ③ 암(악성 종양)

1985년 이후 우리나라에서 암 발병자 수는 계속 증가하고 있다. 생활양식의 서구화로 식사가 채식과 생선 위주에서 육류 중심으로 변화함에 따라, 오메가3 지방산의 섭취량이 줄고 반대로 오메가6 지방산의 섭취량이 늘어나면서 암의 발생 위험이 높아지고 있다. 오메가3 지방산을 많이 섭취한다고 반드시 암이 감소하는 것은 아니지만, 그것의 항염증 작용은 암세포의 증식이나 전이 재발을 억제하는 효과가 있는 것으로 기대된다.

■ 부위별 주요 암 환자 수(2019년)

	남성	여성	합계
위	79,067	37,925	116,992
폐	40,249	25,685	65,934
결장	36,067	26,943	63,010
유방	432	107,131	107,563
전립선	60,347	–	60,347
직장	29,418	16,785	46,203
간	29,578	9,491	39,069
췌장	5,647	5,443	11,090
악성 림프종	10,600	7,778	18,328
자궁	–	28,326	28,326
담낭, 담관	7,904	6,696	14,600
갑상선	30,955	105,618	136,573
난소	–	10,522	10,522
기타	35,678	36,937	72,615

출처: 2020년 보건복지부 암 등록 통계표

위험   대장암, 유방암이 급증!

서양인에게서 많이 볼 수 있는 대장암이나 유방암이 우리나라 사람에게서도 급증하고 있다. 그 발병자 수는 2000년경에 비해 2배 이상 증가하고 있다. 또 식생활의 서구화와 육류 및 가공식품 위주의 식단으로 바뀐 데 따른 영향으로 볼 수 있다.

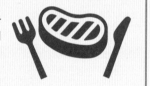

오메가3로 유방암 위험을 줄일 수 있다?

영국의 의학 전문지 《브리티시 메디컬 저널》에 발표된 보고서에 따르면, 생선에 들어 있는 오메가3 지방산을 가장 많이 섭취한 그룹은 가장 적게 섭취한 그룹에 비해 약 14%나 유방암 위험이 감소했다고 한다. 1주일에 1~2회 식사에 등푸른생선을 먹는 것만으로도 충분히 효과를 기대할 수 있으니 유방암 예방을 위해 꼭 섭취해 보자.

여성이 하루에 필요한 오메가3 지방산은 1.6g

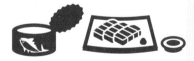

고등어 통조림
1캔

참치회 100g

이것을 1주일에 2번 먹으면 충분!

지방산 불균형이 초래하는 무서운 병 ④ 우울증

식생활의 서구화는 몸의 장기뿐만 아니라 뇌에도 큰 영향을 주고 있다. 생선을 먹을 기회가 줄면서 뇌의 오메가3 지방산이 만성적으로 부족한 상태가 되었다. 이에 따라 지방산 균형이 무너져 우울증 등의 기분장애와 치매 발병 위험이 높아지고 있다.

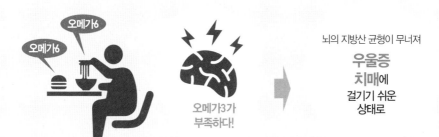

뇌의 지방산 균형이 무너져

우울증
치매에
걸기기 쉬운
상태로

67

생선을 먹는 습관이 우울증 위험을 줄일 수 있다?

조금 오래된 데이터이지만, 다음은 국민 1인당 생선의 연간 소비량과 우울증을 앓고 있는 사람의 비율을 나타낸 것이다. 생선 소비가 많은 일본의 유병률이 다른 나라에 비해 매우 낮아, 우울증의 위험 감소에 한몫하고 있음을 알 수 있다.

■ 생선 소비와 인구당 우울증 유병률

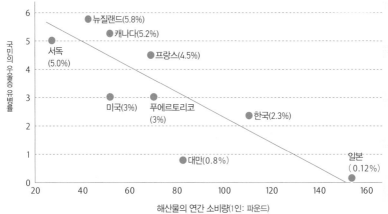

Hibbeln JR, Lancet, 351: 1213 (1998)

기름은 단순히 요리를 맛있게 할 뿐만 아니라 몸을 만들고 유지하고 건강한
생활을 하는 데 도움이 된다. 그만큼 평소 주로 먹는 기름이 무엇인지, 늘 먹는
음식에는 어떤 기름이 사용되는지를 아는 것은 자신의 미래 건강을 지키기
위해서도 매우 중요한 일이다.

제 3 장

평소 식사에서
효과적으로 기름을
섭취하는 요령

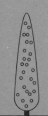
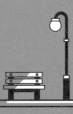
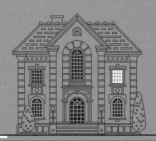

27 육류만 섭취하면 건강에 해롭다

생선보다 육류 위주로 바뀐 식단

여러분은 고기 요리와 생선 요리 중 어느 쪽을 좋아하는 가? 속이 든든해지는 고기 요리인가 아니면 몸이 건강해질 것 같은 생선요 리인가?

고기와 생선은 메인요리로 사랑받는 대표적인 식품이지만, **지질과 관련된 부분에서는 큰 차이가 있다. 고기는 지방, 생선은 기름이라는 단순한 차이뿐만 아니라 구성 성분인 지방산에서 결정적인 차이가 있다.** 오른쪽 페이지에서 소개하 는 것처럼 고기의 지방이 포화지방산 중심이라면 생선 기름은 오메가3 계열 의 불포화지방산을 같은 비율로 함유하고 있다. 생선은 희귀한 오메가3, 특 히 EPA와 DHA를 많이 섭취할 수 있어 고기보다 훨씬 건강한 음식이다.

과거에는 고기보다 생선을 주로 먹었지만, 수입 자유화 정책으로 수입 고 기의 가격이 저렴해져 고기를 먹을 기회가 더 많아졌다. 일본의 경우 후생노 동성이 발표한 '국민 건강·영양 조사'에서 2006년경부터 육류와 해산물 소 비량이 역전되었음을 볼 수 있다.

그것이 직접적인 원인이라고는 단정 지을 수 없지만, **최근 들어 생활습관 병과 우울증을 겪는 사람이 많아졌다. 또한 참을성이 부족한 아이들이 늘어난 것 도 DHA 부족이 원인이라고 한다.** 생선보다 육류 요리를 더 즐겨 먹게 되면서 우리 몸에 나쁜 영향이 생길 가능성도 높아진 것이다.

고기의 지방과 생선 기름의 차이

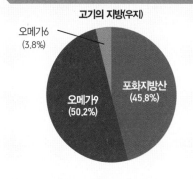

고기의 지방(우지)

오메가6
(3.8%)

포화지방산
(45.8%)

오메가9
(50.2%)

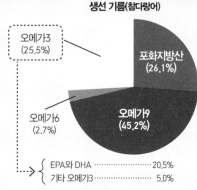

생선 기름(참다랑어)

오메가3
(25.5%)

포화지방산
(26.1%)

오메가6
(2.7%)

오메가9
(45.2%)

EPA와 DHA ·················· 20.5%
기타 오메가3 ················· 5.0%

- 상온에서 고체 = 살찌기 쉽다.
- 포화지방산과 오메가9이 중심
- 모두 다른 지질로 대체 가능
- 오메가3를 거의 섭취할 수 없다.

- 상온에서 액체 = 살찌기 어렵다.
- 오메가3를 풍부하게 함유하고 있다.
- 특히 EPA와 DHA가 풍부하다
  (다른 지질로 대체할 수 없다).

※수치는 일본 문부과학성 『지방산 조성표』에서 반올림으로 총합이 100%가 되지 않을 수 있다.

생선보다는 육류를 더 먹게 되었다

■ 국민 1인당 하루 어패류 · 육류 섭취량

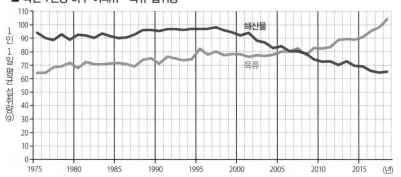

해산물

육류

1인 1일 평균 섭취량(g)

1975   1980   1985   1990   1995   2000   2005   2010   2015   (년)

과거에는 식탁에 생선이 빠지지 않고 올라왔다. 그러나 육류 소비가 점차 증가하여 2006년경부터
고기와 생선의 소비가 역전됐다. 지금은 육류 위주의 식생활을 하고 있다.

※출처: 후생노동성 「국민 건강 · 영양 조사」

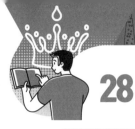

28 비계는 장점이 없다

육류의 지방산은 과다 섭취?

오메가3 계열의 불포화지방산을 함유한 생선 기름에 비해 육류의 지방에는 장점이 없을까? 육류의 지방은 70페이지에서 소개한 바와 같이 포화지방산과 오메가9이 거의 반반이고, 여기에 오메가6가 소량인 성분으로 구성되어 있다. 물론 이러한 지방산도 일정 부분 균형 있게 섭취해야 하므로 육류의 지방은 무조건 좋지 않다고 단정할 수는 없다.

그러나 **이들 지방산은 다른 지질에도 다량 함유되어 있어 과다 섭취할 우려가 있다. 대표적인 것이 팜유이다.** 오른쪽 페이지에 게재한 표를 보면 팜유와 육류의 지방 성분이 비슷하다는 것을 알 수 있다.

'아니, 팜유 같은 거 섭취하지 않고 있는데?'라고 생각할 것이다. 사실 이 기름은 즉석 라면이나 마가린을 비롯한 다양한 가공식품에 사용된다. **액체로도 고체로도 가공하기 쉽고 비용도 저렴하기 때문에 공급량에서 큰 부분을 차지하는 주요 식물성 기름이다. 가공식품을 어느 정도 먹고 있는 사람이라면 분명 그만한 양을 섭취하게 되는 셈이다.**

이런 기름이 있다는 것을 감안하면 육류의 지방은 포화지방산과 오메가9의 과다 섭취를 초래할 위험이 있다고 할 수 있다. 적어도 지질을 섭취할 목적이라면 육류의 지방은 아무런 이점이 없다. 육류와 생선의 차이로 기억하길 바란다.

육류의 지방산은 다른 유지로 대체 가능

■ 육류에 들어 있는 지방산

(지방산 100g당 g)

식품	포화지방산			단일불포화 지방산	다중불포화 지방산	
	팔미트산	스테아르산	기타	오메가9	오메가6	오메가3
소고기(등심)	24.3	10.9	3.6	58.4	2.6	0.1
돼지고기(등심)	25.6	16.2	2.4	43.3	11.8	0.6
닭고기(허벅지)	25.9	6.7	1.2	51.9	13.6	0.7

주성분이 비슷하다

■ 팜유에 들어 있는 지방산

(지방산 100g당 g)

식품	포화지방산			단일불포화 지방산	다중불포화 지방산	
	팔미트산	스테아르산	기타	오메가9	오메가6	오메가3
팜유	44.0	4.4	2.3	39.5	9.7	0.2

※ 수치는 일본 문부과학성 '지방산 조성표'에서.

육류의 지방은 소, 돼지, 닭고기에 따라 다소 균형의 차이는 있지만, 포화지방산인 팔미트산, 스테아르산, 거기에 불포화지방산인 오메가9과 오메가6 계열이 주성분이다. 다만 이들은 팜유를 비롯한 다른 지방에도 포함되어 있어, 말하자면 대체 가능한 지방산이다.

팜유는 뭘까?

다양한 가공식품에 사용되는 편리한 기름

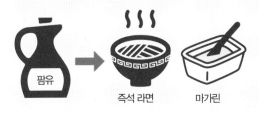

팜유 → 즉석 라면   마가린

■ 식물성 기름 공급량

기름	공급량
채종유	약 105만t
팜유	약 78만t
콩기름	약 49만t
겨기름	약 10만t

※수치는 2019년 기준(일본식물성기름협회)

자주 듣지 않는 이름이지만, 사실은 다양한 가공식품에 포함되어 공급량이 많은 주요 식물성 기름이다. 많은 사람이 일정량을 섭취하고 있다.

비가열 점점이 없다

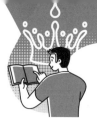

29 육류는 어떤 고기가 좋을까?

생육 환경이 고기에 미치는 영향에 주의한다

지질을 감안했을 때 육류보다 생선을 먹는 편이 좋다는 것은 틀림없는 이야기다. 그렇지만 육류가 더 맛있고 끊기 어렵다는 사람도 있을 것이다. 소고기, 돼지고기, 닭고기를 비롯하여 맛있는 고기가 넘쳐흐르는데 육류를 완전히 끊는 식생활은 어려울 것이다.

사실 **육류는 단백질을 풍부하게 섭취할 수 있는 대표적인 식품이다. 단백질은 고기와 생선 등에 들어 있는 동물성과 대두나 강낭콩 등에 들어 있는 식물성이 있지만, 동물성 단백질은 필수아미노산의 균형이 식물성 단백질보다 우수하다.** 그런 동물성 단백질은 육류에 다량 함유되어 있다. 물론 생선으로도 동물성 단백질을 섭취할 수 있겠지만, 육류를 끊으려 억지로 참다가 스트레스가 쌓이면 오히려 건강에 해로울 수 있다.

그런 육류에 대해 알아야 할 사실이 있다. **그것은 생육 환경에 따라 고기의 성분이 달라진다는 점이다.** 예를 들어 소고기의 경우 자연에서 목초를 먹여 키운 소와 곡물이 원료인 사료를 먹여 대량으로 기르는 소는 고기의 지방 성분에 차이가 있다.

후자는 저렴하고 대량으로 유통되는 고기에 많고 전자에 비해 오메가6 지방산을 많이 함유하고 있다. 고기 요리를 먹을 때 이런 점도 고려하면서 선택하기 바란다.

육류는 단백질이 풍부한 식품

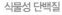

동물성 단백질

식물성 단백질

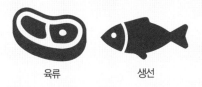

육류   생선

두부   강낭콩

⋮

- 필수아미노산을 균형 있게 섭취할 수 있다.
- 단백질 성분이 많다.
- 특히 육류에는 지방이 많아 칼로리가 높다.

⋮

- 필수아미노산이 일부 부족하다.
- 단백질 성분이 적다.
- 지질이 거의 없어 칼로리가 낮다.

단백질에는 동물성과 식물성이 있고, 동물성 단백질은 필수아미노산을 균형 있게 섭취할 수 있는 것이 특징이다. 육류는 그런 동물성 단백질이 풍부하다는 점에서는 뛰어난 식품이다.

glen-fed beef보다 grass-fed beef를

glen-fed beef

옥수수 등의 곡물을 먹여 키운 소

grass-fed beef

목초를 먹여 키운 소

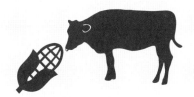
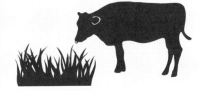

- 싸게 대량으로 생산할 수 있다.
- 오메가6 지방산이 많다.

- 시간과 비용이 많이 소요된다.
- 지방산이 균형적으로 들어 있다.

같은 소고기라도 사료를 먹고 자란 소와 풀을 뜯어 먹고 자란 소는 그 성분이 다르다. 전자는 저렴하게 살 수 있는 만큼 오메가6 계열을 많이 함유하고 있다는 단점이 있으므로 주의해야 한다.

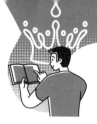

30 오메가3를 섭취할 수 있는 들기름

육류 중심의 식생활에 추가해야 할 1가지

육류 위주의 식생활을 지속한다면 지질 섭취에 불균형이 생긴다. 육류는 단백질을 섭취할 수 있다는 장점이 있지만, 생선을 전혀 먹지 않으면 그만큼 오메가3의 섭취량이 절대적으로 부족하게 된다. 이웃 나라 일본의 경우 일본 후생노동성에서 정한 기준에 따르면 필수지방산 오메가3와 오메가6의 섭취 비율은 1 대 2~4 정도가 이상적이라고 권장하고 있지만, 실제로 1 대 10 또는 심한 경우는 1 대 50 정도의 비율이라고도 한다.

어쨌든 **많은 사람들은 오메가6에 비해 압도적으로 오메가3의 섭취량이 부족하다.**

'그러면 다른 식품에서 오메가3를 섭취하면 되지 않을까?'라는 생각이 들 것이다. 바로 여기서 말하는 다른 식품이 들기름이다. **들기름은 오메가3가 풍부하게 들어 있는 몇 안 되는 기름 중 하나로, 오메가6 계열 기름 대신 사용하면 간편하게 지질의 균형을 개선할 수 있다.**

그러나 들기름에 포함된 오메가3는 α-리놀렌산이라는 지방산으로, 체내에서 EPA와 DHA로 변환되어 사용되는 것은 섭취량 중 10~15% 정도라고 한다. 즉 EPA와 DHA를 직접 섭취하는 생선 기름보다 효율이 떨어진다는 이야기다. 그래도 오메가3를 섭취할 수 있다는 점에서 귀중한 기름인 것에는 변함이 없다. 육류 위주로 식생활을 하는 사람은 부족한 오메가3를 들기름으로 보충하기 바란다.

생선 기름과 들기름의 지방산을 비교하면…

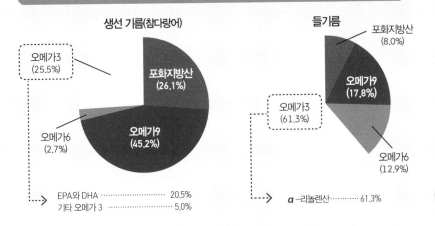

생선 기름(참다랑어)

오메가3
(25.5%)

포화지방산
(26.1%)

오메가6
(2.7%)

오메가9
(45.2%)

> EPA와 DHA ·················· 20.5%
> 기타 오메가3 ·················· 5.0%

들기름

포화지방산
(8.0%)

오메가9
(17.8%)

오메가3
(61.3%)

오메가6
(12.9%)

> α-리놀렌산 ·············· 61.3%

생선 기름 이외에 오메가3의 지방산을 제대로 섭취할 수 있는 것이 들기름이다. 위의 그래프에서 보는 바와 같이 들기름 성분의 대부분은 오메가3이다. 그러나 같은 오메가3 계열이라도 생선 기름에 포함되는 것은 EPA와 DHA가 중심인데 반해, 들기름은 α-리놀렌산이라는 차이가 있다.

※수치는 일본 문부과학성 「지방산 조성표」에서, 반올림으로 총합이 100%가 되지 않을 수 있다.

α-리놀렌산은 체내에서 EPA와 DHA로 변환된다

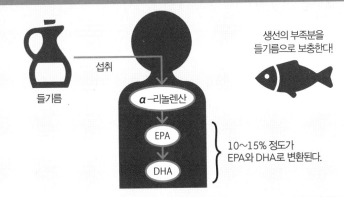

들기름

섭취

생선의 부족분을
들기름으로 보충한다!

α-리놀렌산

EPA

DHA

10~15% 정도가
EPA와 DHA로 변환된다.

들기름에 포함된 오메가3 계열의 α-리놀렌산은 섭취하면 그중 10~15%가 체내에서 EPA와 DHA로 변환된다고 한다. 즉, EPA와 DHA를 직접 포함하고 있는 생선 기름보다 섭취 효율은 떨어지지만, 생선 대신 사용할 수 있는 기름으로 추천한다.

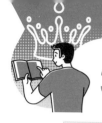

31 생선 통조림으로 오메가3를 간단하고 효율적으로 섭취하자

생선을 그대로 담은 우수한 저장식품

생선을 먹는 것이 몸에 좋다는 것을 알면서도 조리하는 데 시간이 걸리거나, 뼈를 제거하고 먹어야 하는 번거로움 때문에 생선을 기피하는 사람도 많을 것이다. 그런 경우 생선 통조림을 이용하는 것도 하나의 방법이다.

생선 통조림은 뚜껑을 열면 바로 먹을 수 있는 간편함이 큰 장점이다. 또 일반적으로 장기간 보존하기 어려운 생선도 통조림으로 만들면 몇 년이고 보존할 수 있어 언제든지 원하는 시간에 먹을 수 있다.

하지만 그렇게 편리한 가공식품이라면 뭔가 몸에 나쁜 성분이 들어 있지 않을까 걱정이 되는 것도 사실이다. 하지만 안심하기 바란다. 통조림은 재료인 생선을 소금 등으로 맛을 내 캔에 넣고 밀폐한 후 고온 살균하여 만든다. 이 과정에서 미생물이 완전히 없어지기 때문에 보존료나 방부제 등의 첨가물을 사용하지 않아도 맛이 변하지 않는다. 생선을 순수하게 그대로 담은 저장식품인 셈이다.

물론 **생선이 가진 영양분도 그대로 보존된다. 정어리나 고등어 같은 등푸른생선 통조림 1캔이면 하루에 필요한 오메가3 지방산을 충분히 섭취할 수 있다.** 기본적으로 조리되어 있으므로 그대로 먹어도 좋고, 샐러드에 버무려 먹거나 가열해서 먹어도 좋다.

그러나 기름에 졸인 종류의 통조림은 기름에 따라 오메가6 기름을 과다 섭취할 수 있으니 물에 졸인 쪽을 추천한다.

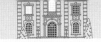

생선 통조림은 안전한 저장식품

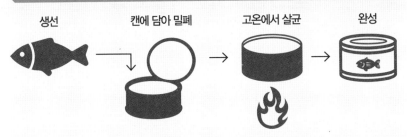

생선   캔에 담아 밀폐   고온에서 살균   완성

통조림은 익히거나 삶은 생선을 캔에 담아 밀폐, 고온 살균해서 만든다. 캔 안이 무균 상태이므로 부패하기 어렵고, 첨가제 없이 상온에서 몇 년 동안 보존이 가능한 저장식품이다.

생선 통조림은 영양이 듬뿍

■ 각종 통조림의 성분   (식용 가능 부위 100g당)

식품	에너지 (kcal)	영양소(g)			지방산의 함량(g)			
		지질	단백질	탄수화물	포화	오메가9	오메가6	오메가3
정어리(물에 삶은 것)	188	10.6	20.7	0.1	2.64	2.16	0.23	2.85
연어(물에 삶은 것)	170	8.5	21.2	0.1	1.79	3.76	0.19	1.37
고등어(물에 삶은 것)	190	10.7	20.9	0.2	2.4	3.43	0.29	2.7
참다랑어(물에 삶은 것)	97	2.5	18.3	0.4	0.64	0.71	0.11	0.62

통조림에는 생선의 영양이 그대로 담겨 있다. 오메가3 계열의 섭취량은 하루 1.6~2.4g이 기준이지만, 정어리나 고등어 1캔(100g)이면 가볍게 채울 수 있다.

※수치는 일본 문부과학성 『일본식품표준성분표 2015년판(개정 7)』 및 『지방산 조성표』에서

생선 통조림 간편 조리법

(그대로 먹기)

생선 통조림은 기본적으로 조리가 됐으므로 그대로 먹을 수 있다. 국물에도 성분이 녹아 있어 국물째 먹으면 영양을 모두 섭취할 수 있다.

(샐러드에 버무려 먹기)

참치 캔의 경우 샐러드 재료로 사용하는 것이 일반적이지만, 다른 생선 통조림도 샐러드와 잘 어울린다. 취향에 따라 소금 등을 넣어도 좋다.

(가열해서 먹기)

무 조림 등에 넣거나 파스타 소스에 혼합해서 먹어도 좋다.
생선 통조림은 기본적으로 조리가 됐기 때문에 살짝 가열하는 정도면 충분하다.

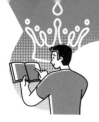

32 식품의 원재료 표시를 꼼꼼히 확인하자

다양한 식품에 포함된 식물성 유지

자기도 모르게 지질을 많이 섭취할 위험성이 있는 식품 중 하나가 가공식품이다. 보기에는 기름지지 않아도 사실 지질이 많이 들어 있는 가공식품이 드물지 않다.

가공식품에는 원재료가 표시되는데 지질이 사용됐다면 그 이름이 표기되어 있다. 비율이 많은 원재료부터 순서대로 나열되므로 지질이 제일 앞에 적혀 있다면 그만큼 많은 지질을 포함하고 있다고 생각하면 된다.

잘 봐야 할 것이 식물성 유지이다. 상품에 따라 식물성 기름 또는 식물 유지 등 표기는 제각각이지만, 이러한 기름은 비용이 저렴하고, 음식을 튀기거나 굳히거나 양을 늘리는 데 활용하기 좋기 때문에 저렴한 가공식품에서 주로 이용된다. 반대로 원가가 높은 좋은 기름을 사용할 가능성은 낮다. 평소 자주 먹는 가공식품의 원재료를 꼼꼼하게 살펴보자. 의외로 많은 제품에 식물성 유지가 포함되어 있을 것이다.

하나하나의 기름은 소량이라도 쌓이면 상당한 양의 지질이 된다. 게다가 **식물성 유지는 어떤 식물에서 유래하는지, 어떤 성분인지 알 수 없다. 오메가6 계열과 포화지방산을 과다 섭취할 가능성도 있기 때문에** 식물성 유지가 원재료의 가장 앞에 적힌 것과 같은, 다량으로 포함한 식품은 가급적 피하는 것이 좋다.

원재료 표시 규칙

가공식품에는 오른쪽과 같이 원재료가 표시되어 있다. 여기에는 원재료의 비율이 많은 것부터 순서대로 표기된다. 오른쪽 예에서는 감자에 이어 식물성 기름이 많이 사용되고 있어 기름을 꽤 함유한 식품임을 알 수 있다.

원재료명	감자, 식물성 기름, 소금, 후추, 설탕, 유자후추(풋고추, 유자 껍질), 기타

이런 식품에도 식물성 유지가 사용되고 있다!

초콜릿

초콜릿은 본래 카카오가 원료이지만 저렴한 상품은 카카오를 줄이는 대신 식물성 유지를 사용하는 경우가 많다. 맛이 연한 만큼 설탕과 유당의 양을 늘린다. 즉, 기름을 굳혀 달콤하게 맛을 낸 것이다.

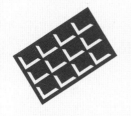

일반 초콜릿의 예

설탕, 초콜릿액, 전지분유, 코코아버터, 레시틴, 향료

저렴한 초콜릿의 예

식물성 유지, 설탕, 유당, 초콜릿액, 전지분유, 향료

생크림과 휘핑크림

생크림은 순수하게 우유가 원료인 반면 휘핑크림은 식물성 유지에 유지방을 더하고 첨가물로 크림 형태로 만든 것이다. 휘핑크림은 저렴하고 장기간 보존이 가능하지만 생크림과는 전혀 다르다.

생크림의 예

※생크림(유제품) 등이라고 적혀 있고 원재료가 표시되어 있지 않다.

휘핑크림의 예

식물성 유지, 유제품, 유화제, 안정제, 메타인산 Na…

아이스크림과 락토아이스

아이스크림이라고 부를 수 있는 것은 유지방에 첨가물을 전혀 첨가하지 않아야 한다. 식물성 유지를 원료로 첨가물에 의해 아이스크림처럼 굳힌 것은 락토아이스(우유 고형분이 3% 이상인 아이스크림_역자 주)라고 부른다. 저렴한 제품이 많기 때문에 주의가 필요하다.

아이스크림의 예

크림, 탈지 농축유, 설탕, 달걀노른자, 향료

락토아이스의 예

설탕, 식물성 지방, 유제품, 과당, 향료, 유화제…

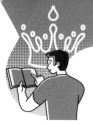

33 기름진 음식을 먹고 속이 더부룩한 이유는?

원인은 기름만이 아니다

10대나 20대 때는 아무리 기름진 음식을 먹어도 전혀 아무렇지 않았는데, 30대를 지나면서 식후에 심하게 속이 더부룩하거나 명치 언저리가 쓰리고 아파서 모처럼 즐거운 식사를 망쳐버릴 때가 있다. 그중에는 음식을 신경 써 먹는데도 자주 속이 더부룩한 사람이 있다. 원인은 무엇일까?

속의 더부룩함이나 가슴 통증의 원인은 한마디로 소화불량이다. 먹은 음식물은 **위에서 녹아 소장으로 보내져 소화·흡수되는데, 이 기능이 제대로 작동하지 않아 음식이 위장에 남아 있으면 속이 더부룩해진다.** 이런 증상을 예방하려면 어떻게 해야 할까? 우선 과식, 과음하지 않아야 한다. 어떤 음식이든 배가 부를 때까지 먹으면 위에서 처리할 수 없는 것은 당연하다. 특히 뷔페나 술자리에서는 위가 한계에 달할 때까지 먹게 되는데, **평소보다 천천히 먹으려고 노력하고 어지간히 배가 불렀다고 느껴지면 바로 젓가락을 놓도록 하자.**

이 밖에 노화와 임신, 스트레스 등도 소화 기능이 저하되는 원인으로 알려져 있다. 식사 시에 단백질을 함께 섭취하거나 가능한 한 지질의 양을 줄이는 등 위가 활동하기 좋은 환경을 만드는 것도 속이 더부룩한 것을 예방하거나 증상을 완화할 수 있는 방법이다.

속이 더부룩해지는 주요 원인

과식이나 과음, 스트레스로 인한 자율신경의 교란, 노화에 의한 소화 기능의 저하 그리고 임신으로도 속이 더부룩해질 수 있다.

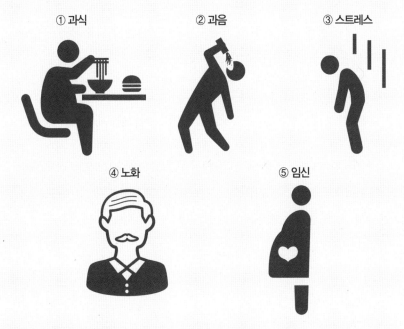

① 과식

② 과음

③ 스트레스

④ 노화

⑤ 임신

속이 더부룩해지는 원인

위에 들어온 음식은 위액과 섞여 위의 연동운동에 의해서 곤죽 상태가 되어 소장으로 보내진다. 그러나 소장의 허용량을 초과해 소화가 잘 안되거나 노화와 스트레스, 위점막의 균열 등으로 위의 연동운동이 약해지면 음식물이 위에 남아 속이 더부룩해진다.

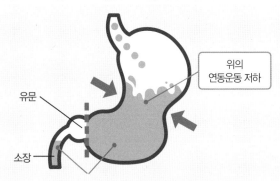

위의
연동운동 저하

유문

소장

소화가 되지 않아 속이 더부룩해지는 원인이 된다

기름진 음식을 먹고 속이 더부룩한 이유는?

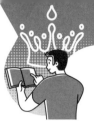

34 '지방 제로', '저칼로리' 등의 문구에 유의

'지방 제로' 표시에 숨겨진 거짓말

포장지에 큰 글씨로 적힌 '무지방', '저칼로리'와 같은 문구는 평소 지질 섭취량을 크게 의식하지 않았더라도 끌리게 마련이다. 더군다나 다이어트 중이거나 건강을 위해 기름 섭취를 줄이려는 사람들에게 지질 억제 식품은 인기 있을 수밖에 없다.

지방 외에도 칼로리나 당질(탄수화물), 콜레스테롤 등도 비슷한 문구로 표시된 것을 많이 볼 수 있는데, **이들은 모두 식품위생법 기준에 따라 성분 함량이나 사용 가능한 문구가 세세하게 정해져 있다.**

예를 들어 지질의 경우 상품 100g당 지질이 0.5g 이하이면 '지방 제로', '무지방'이라고 표시할 수 있다. 400g의 큰 요구르트 1팩에도 지질은 불과 2g 이하로 들어있어 가령 전부 먹어도 전혀 신경이 쓰이지 않는 수준이지만, 그래도 '완전히 제로'가 아니라 '거의 제로'라는 점은 기억해야 할 것이다.

또한 '50% 감소'와 같은 상대 표시를 한 제품은 **시장 점유율이 높은 3개 이상의 유사 식품을 대상으로 표준값과 비교하여 백분율 또는 절대값으로 표시할 수 있다.** 드물게 비교 대상 제품이 놀랄 정도로 고지방인 경우도 있기 때문에 실제의 함량을 제대로 확인하는 것이 중요하다. 기준을 모르는 경우는 타사 제품과 비교해 보면 좋을 것이다.

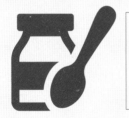

식품의 강조 표시에는 규칙이 있다

식품 포장에 표시되는 '제로', '오프', '라이트' 등의 문구에는 식품의약품안전처가 정한 다음과 같은 규칙이 있다. 이 기준을 충족하는 경우 함유량이 '0'이 아니어도 '제로'라고 표시할 수 있다.

■ 강조 표시 기준(일부 발췌)

영양 성분 등	제로, 논, 레스, 무(無)	강조 표시 예	
		라이트, 오프, 낮다, 적다, 다이어트, 컷	
		식품	음료
지질	0.5g	3g	1.5g
열량	4kcal	40kcal	20kcal
당질	0.5g	5g	2.5g
포화지방산	0.1g	1.5g	0.75g
콜레스테롤	5mg	1.5g	0.75g

※ 각 기준은 식품 100g, 음료 100ml당 함량
이 기준 이하인 경우에만 강조 문구를 사용할 수 있다(출처: 식품의약품안전처)

■ 일반적인 '지방 제로' 요구르트의 경우

영양 성분 표시(100g당)
에너지 40kcal
단백질 4.1g
지질 0g
탄수화물 5.9g
식염 상당량 0.12g
칼슘 121mg

**'0g'이라고
표시되어 있어도
실제로는** 0.5g 이하의
지질이 **포함되어 있을
가능성도!**

'○% 감소'를 주장하는 제품이야말로 성분 표시를 체크!

'지방 50% 감소', '칼로리 하프'와 같이 다른 상품과 비교하는 상대 표시를 할 경우 대상 제품과 성분 함량도 제시해야 한다. '50%' 또는 '하프'라는 문구에 현혹되기 십상인데, 이런 제품이야말로 영양 성분 표시를 보고 실제 함량을 확인하는 것이 좋다.

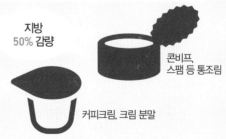

지방
50% 감량

콘비프,
스팸 등 통조림

커피크림, 크림 분말

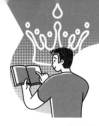

35 지질 섭취량이 신경 쓰인다면 '대사증후군 건강진단'을 받자

배 주위가 신경 쓰이기 시작하면

일본은 2008년부터 '특정건강검진', 이른바 '대사증후군 건강진단'을 실시하고 있다. 여러분은 혹시 건강검진을 하다가 대사증후군으로 진단받은 경험이 있는가? 원래 **대사증후군(metabolic syndrome)은 일상 생활에서 운동 부족과 비만으로 인해 생활습관병이 언제 발병해도 이상하지 않은 상태를 말한다.** 별다른 자각 증상이 없지만 진행되면 심근경색이나 뇌졸중 등의 무서운 질병을 일으킬 가능성도 있기 때문에 결코 가볍게 봐서는 안 된다.

대사증후군 건강진단이 도입된 초기에는 판정 기준이 남성이라면 허리둘레(배꼽 주위) 90cm 이상, 여성은 85cm 이상으로 매우 간단했기 때문에 '도움이 되지 않는다', '의학적 근거가 없다'고 해서 많은 비판이 이어졌다. 지금은 기준이 변경되어 **허리둘레 등의 신체를 측정하는 것 외에 혈압과 혈당, 혈중 지질 등도 검사함에 따라 높은 정확도로 대사증후군과 그 예비군 판정이 가능해졌다.**

최근 바지나 치마의 허리가 작아졌다거나 계단을 오르내리기 힘들거나 또 뺨과 턱에 살이 붙은 느낌이 든다면 모두 대사증후군의 징후이다. 하나라도 해당 사항이 있는 사람은 진단을 받아볼 것을 추천한다. 검진에 대한 자세한 내용은 자치구별 보건소나 대사증후군 전문관리센터에 문의하자.

특정건강검진(대사증후군 건강진단)이란

일본에서는 대사증후군의 예방과 개선을 목적으로 '특정건강검진'이라 하여 40~74세의 피보험자와 그 가족이면 누구나 진료를 받을 수 있다. 대사증후군 해당자 또는 그 예비군으로 진단된 사람은 보건 지도 등의 지원도 받을 수 있다.

특정건강진단 항목

- **질문표**(복약 유무, 흡연력 등)
- **신체 측정**(신장, 체중, **BMI**, 허리둘레)
- **이학적 검사**(신체 검사)
- **혈압 측정**
- **혈액 검사**
  지질 검사(중성지방, HDL 콜레스테롤, LDL 콜레스테롤)
  혈당 검사(공복 시 혈당 또는 HbA1c)
  간 기능 검사(GOT, GPT, γ–GTP)
  소변 검사(요당, 요단백)

※ 상기 검사 외에 의사의 판단으로 심전도 검사, 안저 검사, 빈혈 검사를 하는 경우가 있다.

대사증후군 판정 기준

허리둘레	남성 90cm 이상, 여성 85cm 이상

+

① 공복혈당	혈당 100mg/dL 이상 또는 HbA1c (NGSP) 6.0% 이상
② 혈압	최고 혈압(수축기) 130mmHg 이상 또는 최저 혈압(이완기) 85mmHg 이상
③ 지질	중성지방 150mg/dL 이상 또는 HDL 콜레스테롤 40mg/dL 미만

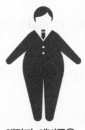

**해당자, 예비군은
특정 보건 지도도!**

판정	조건
대사증후군	①~③ 중 둘 이상 해당
대사증후군 예비군	①~③ 중 하나 해당
비해당	①~③ 모두 해당 없음 또는 허리둘레가 기준치 이하

출처: 건강보험공단

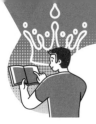

36 '지방 제로' 식품으로 체지방 비율을 낮출 수 있다?

'지방 제로' 식품이 유행인 이유

체중과 체지방 비율이 걱정되는 사람들이 놓치지 못하는 아이템 중 하나가 '지방 오프·제로' 식품이다. 이런 식품은 식사 때마다 고기의 기름기를 제거하거나 튀김옷을 벗기지 않아도 되고, 맛과 양도 거의 변함 없이 지질의 섭취량만을 억제할 수 있는, 그야말로 '기적의 식품'이라고 해도 과언이 아니다.

실제, **여분의 지질 섭취량을 조금이라도 줄이고 싶은 사람이 많아, '지방 오프 · 제로' 식품을 권장하는 미디어나 의사도 적지 않다.**

그러나 그중에는 그 효과를 맹신해서 지질을 더 줄이려고 내달리는 사람도 있는 것 같다. 당연한 얘기지만 이렇게 하면 건강한 생활은 할 수 없다.

일반적으로 인간의 몸은 약 15%가 지방으로 구성되어 있다. 또한 약 37조 개나 되는 세포 하나하나를 나누고 있는 세포막도 기름(인지질)으로 되어 있어 신체를 유지하는 데 있어서 빼놓을 수 없다. 그런 기름을 기피하는 것은 스스로 건강을 포기하고 수명을 단축하는 위험한 행위이다. 지질의 섭취가 걱정되는 사람은 우선 식사 조리법과 식재료를 재점검하고 적당한 운동으로 신진대사를 높이는 것부터 시작하고, 보조적으로 '지방 오프 · 제로' 식품을 활용하면 좋을 것이다. 결과를 서둘러서 바보 같은 짓을 하는 것은 금물이다.

지질은 인체의 중요한 구성 요소

최근에는 '지질의 섭취 = 나쁘다'고 생각하는 사람도 적지 않지만, 사실 지질은 사람의 몸을 만드는 데 필수인 요소 중 하나이다. 무엇이든 과다 섭취하는 것은 오히려 해가 되지만, '지방 제로' 식품 역시 지나치게 섭취하면 좋지 않다.

수분
약 **60%**

단백질
약 **16%**

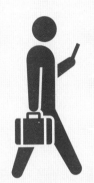

미네랄
약 **6%**

지질
약 **15%**

몸을 만드는 약 37조 개 세포의 세포막은
인지질(기름)로 되어 있다

지질은 조리법과 타이밍으로 섭취량을 조절

'지방 제로' 식품에 의지하지 말고 일상생활에서 식습관을 점검하기만 해도 지질의 섭취량을 줄일 수 있다. 또한 하루의 에너지 섭취량과 소비량의 균형이 잡혀 있는지에 주목하자.

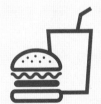

>

?

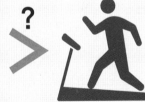

조리법에 조그마한 아이디어를

- 튀기고 볶는 것보다 찌거나 삶는다.
- 구울 때는 기름을 사용하지 않고 석쇠에 굽는다.
- 소고기, 돼지고기의 여분 지방이나 닭 껍질은 제거하고 조리한다.
- 기름을 사용한다면 들기름, 아마씨유, 올리브유를 추천한다.

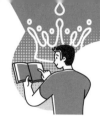

37 지방의 흡수를 더디게 하는 특정건강기능식품은 정말 효과가 있을까?

소화되지 않는 식이섬유가 작용한다

건강검진에서 중성지방의 수치가 높아 의사로부터 주의를 받은 사람도 많을 것이다. 중성지방이 지나치게 늘어나면 곧 동맥경화를 일으키는 식후 고지혈증이나 당뇨병, 췌장염, 지방간 등으로 이어져 몸을 확실하게 잠식해 간다. 이런 사람들에게 크게 주목받고 있는 것이 식후 중성지방의 수치를 낮추는 것을 목적으로 한 특정건강기능식품이다.

이들 제품에는 옥수수 등의 천연 전분으로 만든 식이섬유인 난소화성 덱스트린이 포함되어 있어 복용하면 식후 중성지방뿐만 아니라 혈당 상승도 억제하는 것으로 알려져 있다.

원리를 보면, 소화되지 않는 식이섬유인 난소화성 덱스트린이 지질이나 당질(탄수화물)을 흡수하여 분해 효소와 반응하는 기회를 줄임으로써 혈당치와 중성지방의 수치를 낮추는 구조이다. 특히 혈당치의 상승을 억제하는 것은 췌장 기능을 보호하는 것이기도 하므로 권장할 수 있는 식품이라고 할 수 있다.

단, 지질에 관해서는 이야기가 다르다. 지질은 오메가3 지방산이라는 섭취해야 할 기름과 오메가6 지방산이라는 섭취를 삼가야 할 기름이 있는데, 난소화성 덱스트린은 지질의 종류를 구분하지 않고 흡수를 억제하기 때문에 지질 섭취라는 관점에서 권장하지 않는다.

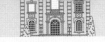

소화되지 않는 식이섬유를 이용한 특정건강기능식품의 효과

■ 식후 중성지방 수치의 변화

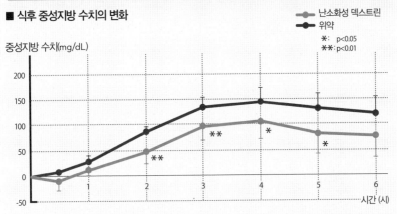

●━ 난소화성 덱스트린
●━ 위약

*: p<0.05
**: p<0.01

중성지방 수치(mg/dL)

시간 (시)

(출처: 마쯔다니화학 홈페이지에서 발췌)

정상 성인 13명을 대상으로 햄버거와 감자튀김(고지방식)을 난소화성 덱스트린을 5g 포함한 음료와 먹게 하고 또 다른 경우는 위약 음료와 함께 먹게 한 후 식후 중성지방 수치를 측정했다. 난소화성 덱스트린을 5g 포함한 음료를 함께 섭취한 경우가 더 명확하게 식후 중성지방 수치의 상승이 완만하다는 결과가 나왔다.

조심해야 할 식후 고지혈증

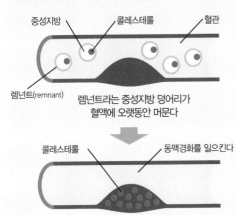

중성지방 콜레스테롤 혈관

렘넌트(remnant)

렘넌트라는 중성지방 덩어리가
혈액에 오랫동안 머문다

콜레스테롤 동맥경화를 일으킨다

혈액 벽에 렘넌트가 들어가 콜레스테롤이 쌓여
동맥경화를 일으킨다

● 식후 고지혈증이란

식후 혈중 중성지방이 비정상적으로 증가하는 것을 말한다. 식후에 흡수된 중성지방은 콜레스테롤을 포함한 렘넌트라는 덩어리가 되어 있는데, 이것은 시간이 지나면서 지방산으로 분해되어 에너지로 바뀐다. 식후 고지혈증인 경우 이 분해가 제대로 진행되지 않아 혈관에 콜레스테롤이 쌓여 동맥경화를 일으킨다.

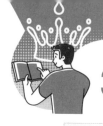

38 몸에 지방이 잘 쌓이지 않는 기름

지방산의 종류를 알고 사용하기

기름은 칼로리가 높기 때문에 다이어트를 할 때는 물론 평소 식사에서도 가능하면 먹지 않아야 한다고 생각할 것이다. 그러나 **선택하는 기름의 종류와 조리법에 따라 쉽게 살찌지 않는 기름도 있다. 즉 어떤 기름을 선택하느냐에 따라 신체에 미치는 영향이 상당히 달라질 수 있다.**

우선 칼로리로 말하면 종류마다 약간의 차이가 있다. 올리브유나 샐러드유, 들기름 등의 식물성 기름은 모두 100g당 921kcal인 데 반해, 돼지기름이나 우지 등 동물성 지방은 940kcal이다. 같은 동물성 유지라도 생선 기름은 902kcal로 다소 낮다. 또 버터류는 750kcal 전후이므로 조리용 기름을 선택할 때 기준으로 삼으면 좋다.

또한 조리법에 따라 사용하는 기름을 골라서 사용하는 것도 중요하다. 드레싱의 경우는 오메가3 지방산이 풍부한 들기름이나 아마씨유를 사용하면 좋다. 가열 조리에는 적합하지 않지만 α-리놀렌산이 풍부하게 들어 있어 신진대사를 촉진해 체지방 연소가 쉬워진다. 튀김은 10~15% 정도의 기름을 식재료가 흡수하기 때문에 흡수율이 낮은 것을 선택하자. 볶음기름으로 샐러드유를 많이 사용하고 있지만 오메가6의 과다 섭취를 피하기 위해 열에도 강한 올리브유 등 오메가9 계열 오일을 사용하는 것이 좋다.

살찌기 어려운 기름 선택 포인트

① 어떤 요리에 적합한지 지방산을 확인

α-리놀렌산이 풍부하게 들어 있는 들기름이나 아마씨유는 적극적으로 섭취해도 좋지만, 열에 약하기 때문에 조리를 할 때 주의해야 한다.

② 가공되지 않은 기름이 좋다

첨가물이 많이 들어 있는 기름은 본래의 효능이 사라질 수 있으므로 주의해야 한다.

③ 가능한 신선한 기름을

산화가 진행된 기름에는 지방세포의 증가를 촉진하는 성분이 있기 때문에 개봉 후에는 빨리 사용해야 한다.

조리법별 추천 기름

드레싱	중성지방의 수치를 낮추고 각종 질병의 예방에 효과가 있는 α-리놀렌산이 풍부하게 들어 있는 들기름과 아마씨유, 사차인치 오일이 적합하다. 열에 약한 만큼 생식 요리에 적합하다.
튀김	식재료를 기름에 튀겼을 때 약 10~15%의 기름을 식재료와 튀김옷이 흡수한다고 하니, 튀김용 기름의 선택이 중요하다. 현재는 그 흡수율을 줄여주는 기름도 판매되고 있으니 활용해 보자.
볶음 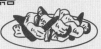	일반적으로 많이 사용되는 샐러드유는 몸에 좋지 않은 오메가6 지방산이 많기 때문에 팔미톨레산과 올레인산을 풍부하게 함유한 오메가9 계열 기름으로 조리할 것을 추천한다.

육류 요리에서
기름의 과다 섭취에 주의

들기름과 생선 통조림으로
부족한 오메가3 지방산을 보충

식품은 성분표를 잘 체크!
'무지방' 표시에 속지 않도록 주의

지질을 줄여주는 건강기능식품의
이용은 신중하게

살이 안 찌는 기름도 있다!
무리하게 지질을 줄이지 않아도 OK

지질에는 좋은 효과가 많이 있어 건강과 미용에 필수적인 영양소이지만, 중요한 것은 그 내용이다. 평소에 들기름과 어패류를 위주로 한 식생활로 몸에 좋은 기름을 자주 섭취하고, 몸에 좋지 않은 기름은 멀리하자. 그러기 위해서는 식품을 구입할 때 성분표를 꼼꼼하게 확인하는 것도 중요하다.

제 4 장

지질을 효과적으로 먹는 방법

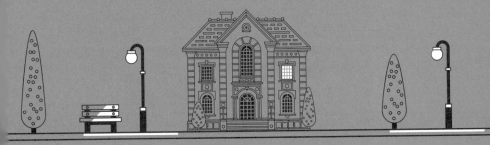

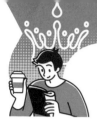

39 매일 양질의 기름 한 숟가락으로 몸이 변한다

오메가3 기름 '하루 4g'이 기준

양질의 기름이란 들기름과 아마씨유. 사차인치 오일처럼 주로 오메가3 계열 지방산으로 구성되는 기름을 말한다. **이 기름에는 α−리놀렌산이 풍부하게 함유돼 체내에 흡수되면 혈액 순환이 원활해지는 EPA(에이코사펜타엔산)나 머리가 좋아지는 기름으로 알려진 DHA(도코사헥사엔산)로 바뀌어 여러 가지 면에서 우리 몸에 긍정적인 효과를 낳게 된다.**

구체적으로는 알레르기 완화, 암 억제, 면역력 향상, 동맥경화나 심근경색, 뇌졸중 등 생활습관병의 위험 감소, 뇌 활성, 치매 개선, 정신 안정 효과가 있는 만큼 건강한 몸을 만들기 위해 반드시 필요한 기름이라고 할 수 있다.

이러한 효과를 얻으려면 하루 **1작은술, 약 4g을 기준으로 섭취하도록 하자.** 먹을 때는 다음의 2가지 점에 주의해야 한다. 이들 오일은 열에 약해 장시간 가열하는 조리에는 적합하지 않다. 따라서 달걀덮밥이나 토스트, 된장국 등의 마무리에 추가하면 좋다. 특히 들기름은 특유의 풍미가 없어 요리의 맛을 훼손하지 않고, 드레싱으로 사용해도 좋다.

하지만 **몸에 좋다고 과다 섭취하면 칼로리가 높아지고 지방산 전체의 균형도 무너질 수 있다.**

좋은 기름의 섭취로 기대할 수 있는 몸의 변화

- 알레르기 완화
- 암 억제
- 면역력 향상

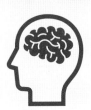

- 뇌 활성
- 치매 개선
- 정신의 안정

단 한 스푼으로 오메가3 기름(들기름)을
식사 중에 효과적으로 섭취하자

■ 달걀덮밥

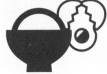

들기름을 넣으면 식감
이 부드러워지고 향도
UP!

■ 주먹밥

만들기 직전에 밥을 섞
으면 과하게 열이 발생
하지 않고 영양가도 지
킬 수 있다.

■ 토스트

버터 대신 발라 보자.
잼과도 잘 어울린다.

■ 된장국

그릇에 담고 나서 넣으
면 과하게 가열되는 것
을 막을 수 있다.

■ 생선회

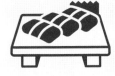

생선에는 EPA, DHA
가 풍부하게 포함되
어 있어 영양가가 높아
진다.

■ 스무디

재료가 되는 채소나 과
일은 기름에 녹기 쉬운
비타민이 풍부하게 함유
되어 있다.

위의 메뉴 외에도 나토나 냉두부, 샐러드, 달걀프라이, 간 무, 파스타, 스튜, 수프, 생선 조림,
요구르트 등에 끼얹어도 좋다. 맛을 훼손하지 않고 양질의 기름을 일상적으로 섭취할 수 있다.

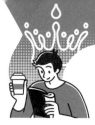

40 양질의 기름으로 호르몬 균형을 조절

여성의 산후우울증에 효과

출산 직후 여성은 환경이 바뀌면서 호르몬 균형이 무너지고 몸과 마음이 약해지기 쉽다. 그중에서도 산후우울증은 최근 빠르게 증가하고 있는 증상 중 하나로, 심해지면 육아 포기와 아동 학대에까지 이르는 경우도 있다. 그런데 산후우울증에 **오메가3 지방산을 포함한 기름이 큰 효과를 발휘한다.**

쥐를 사용한 실험에서도 그 사실이 증명되었다. 정상적으로 사육된 쥐는 아기가 떨어져 나가지 않도록 바리 모양의 둥지를 만들고, 모유 수유를 한다. 그러나 오메가3 지방산이 결핍된 쥐가 만든 둥지는 불완전한 것이 많았고, 또 40%의 쥐가 새끼를 잡아먹거나 육아를 포기하는 것으로 밝혀졌다.

또한 **오메가3 지방산은 폐경 전후 5~10년 사이에 나타나는 갱년기 장애 증상을 완화한다고도 한다.** 갱년기 장애는 갑작스러운 땀과 신체의 열기, 두근거림, 호흡 곤란, 불면증, 우울증 등을 일으켜 많은 여성들이 힘들어하는데, 오메가3 지방산은 이런 갱년기 증상을 완화시켜 준다.

오른쪽 페이지 하단의 실험 결과에서도 알 수 있듯이, 오메가3 지방산의 주요 성분인 α-리놀렌산을 지속적으로 섭취한 여성은 갱년기 증상이 호전되는 것을 볼 수 있다. 정기적으로 들기름 등을 섭취하는 것은 갱년기의 고통에서 해방시켜 주는 데 도움이 된다.

오메가3 지방산은 산후우울증에 효과적이다!

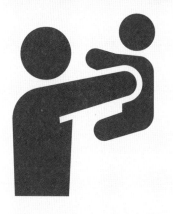

우울증으로 고생하는 산모가 하루
3.4g의 오메가3 지방산을 8주간 섭취

위의 식습관을 지킨 산모는 모자 모두가 영향을 받지
않고 우울증 증상이 크게 개선되었다. 한편 비교 대상
으로 오메가3 지방산이 전혀 포함되지 않은 위약을 섭
취한 산모 그룹은 섭취를 계속한 산모에 비해 우울증
증상이 거의 개선되지 않았다. 쥐를 사용한 실험에서도
오메가3가 부족하면 쥐는 육아를 포기하는 등의 성향
을 보이는 것으로 확인되었다.

(출처: J Clin Psychiaty. 2008;69;644–51)

갱년기 증상에도 효과가 있는 오메가3 지방산

폐경기에 접어든 여성 140명을 대상으로 α-리놀렌산을
3개월간 지속적으로 섭취하게 하는 실험을 실시했다.

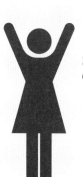

3개월간 α-리놀렌산을 섭취한
여성은 갱년기 증상 점수가…

9% 감소

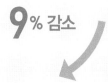

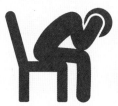

한편 비교 대상으로 α-리놀렌산을 섭취하
지 않은 여성은 갱년기 증상 점수가 약 7%
상승하는 결과가 나왔다.

(출처: Holist Nurs Pract. 2015;29:151–7)

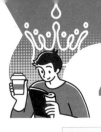

41 건강한 몸 만들기의 첫걸음은 오메가3 섭취

체내에서 만들 수 없는 오메가3 지방산

지금까지 설명한 바와 같이 오메가3 지방산은 생활습관병이나 암, 우울증, 치매 예방 및 개선, 심지어 알레르기 증상이나 안구 건조증 개선에도 효과를 발휘하는 등 건강한 생활을 위해 꼭 필요한 기름이다.

오메가3 지방산은 다중불포화 지방산(필수지방산)의 일종으로, 일반 샐러드유에 많이 들어 있는 오메가6 지방산과 마찬가지로 사람의 체내에서 만들 수 없다. 따라서 평소 식사를 통해 섭취할 수밖에 없지만, 일반인의 평균 섭취량은 이상과는 거리가 먼 수준이다.

일본의 후생노동성이 실시한 2017년 '국민 건강·영양 조사'에 따르면 오메가3 지방산의 하루 평균 섭취량은 2.18g으로, 이것은 이상적인 섭취량의 약 87%로 알려져 있다.

오메가6 지방산은 패스트푸드와 가공식품에 많이 사용되어 충분한 양을 섭취하고 있지만, 오메가3 지방산은 등푸른생선과 참치 등에 포함되어 있기 때문에 서구화된 현대인의 식사로는 이상적인 양을 섭취하는 것이 어렵다.

앞서 말한 바와 같이 오메가3 지방산은 건강에 좋은 효과를 많이 가져다주기 때문에 평소 식단을 재검토하는 것에서 시작하자.

오메가3 기름이 신체에 미치는 효과

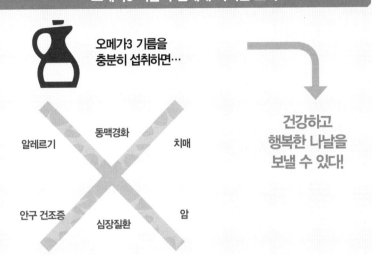

오메가3 기름을
충분히 섭취하면…

알레르기   동맥경화   치매

안구 건조증   심장질환   암

건강하고
행복한 나날을
보낼 수 있다!

현대인은 오메가3 기름이 부족하다!

■ 기름의 평균 섭취량(일본)

오메가3 지방산	2.18g
오메가6 지방산	10.03g
오메가9 지방산	20.34g
포화지방산	16.22g

(출처: 2017년 국민 건강·영양 조사 결과)

기름 종류별 평균 섭취량은 표에서 나타낸 바와 같은데, 실제로 질이라는 의미에서는 균형이 잡혀 있지 않다. 몸에 좋다고 여겨지는 오메가3 지방산의 섭취가 적고, 반대로 몸에 좋지 않은 포화지방산을 과다 섭취하고 있다. 따라서 평소의 식생활을 점검하기 바란다.

■ 오메가3 지방산과 오메가6 지방산의 이상적인 섭취 비율 및 현실

	오메가6 지방산		오메가3 지방산
이상적인 비율	2~4	:	1

※ 오메가6와 오메가3 섭취량의 이상적인 비율은 위와 같이 2~4:1이다. 그러나 현실은 20:1 의 비율을 보이는 사람도 있기 때문에 지방산의 섭취 비율에 충분히 주의를 당부한다.

건강한 몸 만들기의 첫걸음은 오메가3 섭취

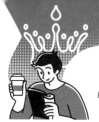

42 생선을 일주일에 3회 이상 먹으면 건강해진다

생선이 우울증과 같은 기분장애를 완화시킨다

식생활의 서구화로 생선을 과거만큼 먹지 않게 되어 오메가3 지방산의 섭취량이 감소하고 있다는 것은 앞에서 설명했던 내용이다. 일본 후생노동성의 '국민 건강·영양 조사'에 따르면 2000년 국민 1인당 하루 어패류 섭취량은 약 90g이었지만, 2012년에는 약 70g으로 감소하였다.

생선에 풍부하게 들어 있는 EPA와 DHA 오메가3 지방산은 건강한 생활에 필수적인 영양소이다. 특히 DHA는 뇌를 활성화시켜 스트레스를 완화하는 기능도 있다. 오메가3 지방산이 부족하면 뇌의 인지 기능이 저하되어 쉽게 패닉을 일으키거나, 스트레스를 받았을 때 심하게 가라앉는 등 불안정한 상태에 놓이기 때문에 DHA는 매일 섭취해야 한다.

또한 EPA에는 혈액 순환을 촉진하고 혈전이나 동맥경화 예방, 중성지방을 낮추는 작용이 있는 것으로 알려져 있다. 생선을 먹어 EPA·DHA라는 오메가3 지방산을 섭취하는 것은 심신의 상태를 정돈하는 데 필수라고 할 수 있다.

오른쪽 페이지의 표에서 알 수 있듯이 EPA·DHA가 풍부하게 들어 있는 생선은 계절마다 잡힌다. 우선 일주일에 3회를 목표로 생선 먹기를 당부한다. 그것이 어렵다면 들기름 등을 1일 1작은술 섭취해서 보충하도록 하자.

EPA · DHA가 풍부한 생선과 제철

생선	100g당 EPA/DHA(mg)	제철
전갱이	560/1,300	3~7월
아귀(간)	2,300/3,600	12~2월
멸치(구이)	1,200/1,500	6~10월
장어(구이)	750/1,300	7월
황다랑어(생)	110/530	6~8월
가다랑어(가을철)	400/970	5월, 9월
가자미(생)	100/72	6월
참다랑어(지방살)	1,400/3,200	6~7월
연어(생)	210/400	9~10월
고등어(구이)	660/1,000	3월, 9~12월
삼치(생)	380/940	3~5월
꽁치(생)	890/1,700	9월
열빙어(말린 것)	740/650	11~12월
연어알	2,100/2,400	10월, 12월
도미(생)	600/890	4~5월
대구(생)	24/42	12~2월
명란젓	510/600	12월
청어(생)	880/770	3~4월
방어(생)	980/1,700	3월, 12월
가자미(생)	120/290	6월, 10~12월
방어(구이)	1,000/1,900	3월, 12~1월

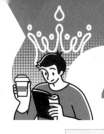

43 오메가3를 가열해도 된다?!

5분 정도 가열이면 문제없다

기름의 품질이 나빠지는 것을 가리키는 산화(酸化)는 산소와 반응하여 일어나는 변화로, 공기뿐만 아니라 빛이나 열에 의해서도 촉진되고, 색이 변하거나 불쾌한 냄새가 나기도 한다. **산화의 진행은 지방산의 종류에 따라 다르며, 올리브유 등에 포함된 오메가9 지방산은 융점이 높기 때문에 가장 산화하기 어려운 기름으로 알려져 있다.**

다음으로 산화하기 어려운 것이 샐러드유로 대표되는 오메가6 지방산이고, 건강 효과가 높은 오메가3 지방산은 열에 약해 산화에 매우 취약한 기름이다. 그 이유는 오메가3 지방산은 분자 구조적으로 구부러져 있는 부분이 많아 다른 기름에 비해 쉽게 파괴되기 때문에 산화 속도가 빠르다.

그렇다고는 해도, 오메가3 지방산이 가열 조리에 적합하지 않은 것은 아니다. 오른쪽 페이지 상단의 실험 결과에도 있듯이, 고온 조리라도 5분 정도 가열이라면 오메가6 지방산을 15분 가열했을 때와 비교하여 산화 정도가 비슷하기 때문이다.

그러나 오메가3 지방산의 기름은 비싸기 때문에 조리보다는 마무리에 끼얹는 것이 알뜰하게 사용하는 방법이다. 또 기름을 가열 조리에 사용할 때는 오메가3 계열과 충돌하는 오메가6 계열의 기름은 피하되, 열에 강한 오메가9과 버터 등의 포화지방산을 사용하는 것을 추천한다.

오메가3 계열 기름의 산화도는 어느 정도일까?

오메가6와 오메가3의 가열 실험

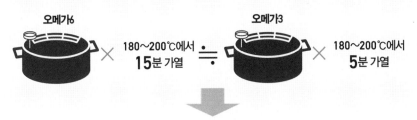

오메가6 계열 기름을 180~200℃에서 15분 가열한 상태와
오메가3 계열 기름을 180~200℃에서 5분 가열한 상태에서
같은 정도의 산화가 보였다. 산화해도 먹는 데는 아무런 문제가 없다

따뜻한 요리에 직접 끼얹어도 OK!

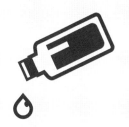

오메가3 계열 기름을 산화시키지 않는 방법

들기름 등의 오메가3 지방산을 포함한 기름은 기본적으로는
가열 조리에 적합하지 않지만, 방법에 따라서는 원래 가진 잠
재력을 손상시키지 않고 섭취할 수 있다. 예를 들어 스튜, 수
프, 생선 조림 등의 따뜻한 요리를 마무리할 때 위에 끼얹는
정도라면 가열하지 않아도 되고 α-리놀렌산이 파괴되지도 않
는다.

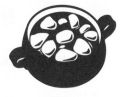

스튜

스프

생선 조림

44 기름의 종류에 따라 유통기한이 다르다?

기본적으로 다른 기름과 다르지 않다

앞에서 오메가3 지방산 기름은 쉽게 손상된다고 말했는데, 그것은 어디까지나 가열 조리, 즉 열을 가했을 때의 산화에 국한된 얘기이다. 만일 개봉하기 전이라면 오메가9도 오메가3도 크게 다르지 않다.

제조사에 따라 다소의 차이는 있지만, 캔에 넣어 빛을 완전히 차단한 기름의 경우 약 2년 정도 보관이 가능하며, 병이나 페트병에 들어간 기름은 1년에서 1년 반 동안 저장할 수 있다. 그 이유는 각 제품에 항산화 작용을 하는 비타민이 포함되어 있거나 첨가되어 있기 때문이다. 개봉 전 제품 내부의 공기에 의한 산화는 이들 비타민이 지켜주고 있다.

개봉 후에도 올바른 방법으로 보관하면 지방산의 종류에 따라 기름의 질이 나빠지는 것에는 큰 차이가 없다고 해도 무방하다. 개봉 후에는 온도와 빛에 의한 산화를 방지하기 위해 서늘하고 어두운 곳에 보관한다. 그러나 **오메가3 지방산을 포함한 것은 다른 기름보다 열에 약하기 때문에 냉장고에 보관하는 것이 좋다. 또 개봉 후 1개월에서 1개월 반이 유통기한이므로 용기에 개봉 날짜를 기입하는 등 세심하게 관리하자.** 덧붙여 이 정도로 쉽게 상한다는 것은 오메가3 계열 기름의 구조에 이중결합이 많다는 증거로, 부드러운 기름이라는 사실을 증명하는 것이기도 하다.

오메가3 계열 기름의 이상적인 보관 방법

개봉 전이라면 크게 신경 쓰지 않아도 되지만, 오메가3 계열 기름은 손상되기 쉬우므로 개봉 후에는 냉장고에 보관하는 것이 이상적이다. 주방의 서늘한 곳에 보관해도 큰 문제는 없지만, 햇살이 비치는 곳은 안 된다.

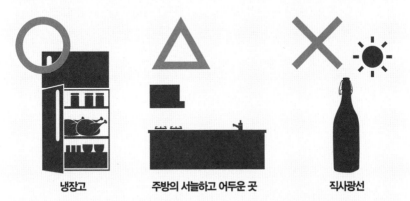

| 냉장고 | 주방의 서늘하고 어두운 곳 | 직사광선 |

이런 기름은 단점밖에 없다!

	주요 단점	내용
① 산화	세포를 손상시켜 노화를 촉진한다.	빛이나 공기에 장시간 노출되거나 고온으로 가열하면 일어나는 현상. 몸 안에 들어가는 동시에 몸도 산화된다. 조리한 지 장시간이 경과한 기름이나 여러 번 사용한 기름은 교체한다.
② 트랜스지방산	심장질환의 위험을 높인다.	마가린이나 유지 스프레드 등에 포함된 건강에 아주 좋지 않은 기름. 심장질환의 위험 이외에도 불임 등을 일으키는 것으로 알려져 많은 나라에서 사용이 규제되고 있다.
③ 리놀레산	뇌경색, 심근경색, 암, 알레르기	필수지방산이기 때문에 적당량 섭취하면 도움이 되지만 장기간 과다 섭취하면 왼쪽과 같은 질병의 위험이 높아진다. 튀김, 크림 빵, 패스트푸드 등 일상적으로 먹는 음식에 포함되어 있으므로 주의해야 한다.

기름의 종류에 따라 유통기한이 다르다!?

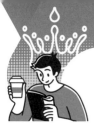

45 오메가9은 오메가6를 대체하기에 최적이다

올리브유 등을 잘 사용하자

일반적으로 가정에서 많이 사용하는 샐러드유는 오메가6 지방산으로 분류된다. 오메가6 지방산의 주요 성분인 **리놀레산은 피부에 필수이며, 아이의 신체 성장에도 빼놓을 수 없는 영양소이다. 하지만 과다 섭취는 아토피와 천식, 알레르기성 질환, 생활습관병과 심장질환, 암 등의 원인이 된다.**

또한 오메가6 지방산은 콩이나 밀, 쌀 등 일상적으로 먹는 식품에도 포함되어 있기 때문에 평소의 식생활에서도 충분히 섭취할 수 있다. 따라서 조리를 할 때도 오메가6를 사용하면 과다 섭취하는 원인이 되기 때문에, 늘 의식하고 가급적 삼가야 한다.

이럴 때 **대신 사용할 수 있는 것이 올리브유와 겨기름, 채종유 등으로 대표되는 오메가9 지방산을 풍부하게 함유한 기름이다. 이런 기름은 가열하는 조리에도 산화되지 않을뿐더러 주요 성분인 올레인산과 팔미톨레산은 보습 효과도 있으므로** 오메가6 지방산 기름 대신 사용하자. 또한 버터나 돼지기름 같은 동물성 지방도 산화에 강한 포화지방산을 많이 포함하고 있어 대체품으로 효과적이다. 다만, 포화지방산은 과다 섭취하면 체지방으로 변화하여 비만의 원인이 되기 쉬우므로 과다 섭취하지 않도록 주의를 기울이자.

오메가9 계열 기름 목록

종류	원료	주요 지방산	잘 어울리는 음식	맛·특징
올리브유	올리브 열매	올레인산 75%, 팔미트산 11.5%, 리놀렌산 9.5%	해산물, 채소류, 육류, 파스타, 빵	맛도 풍미도 풍부하다. 다양한 요리에 어울리고 그대로 재료에 끼얹어도 맛있다.
겨기름	쌀겨	올레인산 43%, 리놀렌산 35%, 팔미트산 16.2%	해산물, 육류, 채소류, 콩류	무미무취로 강하지 않은 맛과 향이 특징. 튀김을 하면 바삭하게 튀겨진다. 드레싱에도 사용할 수 있다.
유채유	유채씨	올레인산 64%, 리놀렌산 19%, 리놀렌산 9%	해산물, 채소류, 육류, 콩류	좋은 향이 특징이다. 특유의 맛이 나지 않기 때문에 다양한 요리에 어울리지만, 볶음 요리에 특히 잘 맞는다.
홍화유	홍화 씨앗	올레인산 79%, 리놀렌산 12%	해산물, 채소류, 육류, 콩류	기름 특유의 냄새가 없고 가벼워 맛깔스럽다. 따라서 카르파초나 샐러드 드레싱에 사용할 수 있다.
아보카도 오일	아보카도 과육	올레인산 66%, 팔미트산 16%, 리놀레산 12%	해산물, 채소류, 곡물류, 콩류	깊이와 감칠맛이 특징. 요리는 물론 아이스크림이나 요구르트에 끼얹어도 맛있다.
아르간 오일	아르간 나무의 열매 씨	올레인산 47.3%, 리놀레산 33.2%, 팔미트산 13%	해산물, 채소류, 곡물류	논−로스트와 로스트로 두 가지 타입이 있으며, 전자는 맛깔스럽고 후자는 고소한 단맛이 특징이다.
피스타치오 오일	피스타치오 껍질	올레인산 50%, 리놀레산 30%, 포화지방산 10%	채소류, 제과류, 분말 제품	피스타치오 특유의 감칠맛과 진한 풍미가 특징. 감자나 빵 등에 넣어도 좋고 과자 재료로도 사용된다.
헤이즐넛 오일	헤이즐넛	올레인산 41.9%, 팔미톨레산 24%, 리놀레산 8.9%	채소류, 해산물, 제과류	달콤하고 향기로운 풍미를 즐길 수 있는 기름. 서양식 조림 요리와 아이스크림에 끼얹어도 맛있다.
마카데미아넛 오일	마카다미아 견과	올레인산 58.7%, 팔미톨레산 28.7%, 팔미트산 8.4%	해산물, 육류, 채소류, 제과류	의외로 맛이 담백하다. 단맛이 강한 향과 고급스러운 감칠맛이 있어 디저트에 끼얹어도 좋다. 물론 가열 조리에도 사용할 수 있다.

오메가9은 오메가6를 대체하기에 최적이다

포화지방산 기름 목록

종류	원료	잘 어울리는 음식	맛·특징
코코넛 오일	코코넛 씨앗	제과류	취향은 갈리지만 단맛과 진한 풍미가 돋보이는 기름. 커피나 스무디에 잘 어울린다. 산화되기 어려운 것도 특징이다.
돼지기름	돼지의 등 지방	육류, 채소류	일부 우지나 팜유를 혼합한 것도 있다. 볶음이나 튀김에 사용하면 감칠맛이 더욱 좋아진다.
버터	우유의 유지방	육류, 해산물, 제과류	잘 알려진 대로 빵과 케이크의 주재료 중 하나. 메뉴나 식품에 풍부한 향과 부드러움을 더한다.

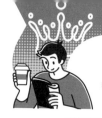

46 편의점 음식을 지나치게 먹으면 몸에 좋은 기름이 부족해진다

편의점은 젊은 층이나 1인 가구에게 매우 편리하지만, 바로 구입해서 간편하게 먹을 수 있는 음식에는 몸에 좋지 않은 기름이 많이 포함되어 있다. 편의점 식품의 원재료 표시에는 '식물유', '식물 유지'라고 기재되어 있는 제품이 많은데, 과다 섭취하면 심신의 불균형을 초래하는 오메가6 지방산 기름이 대부분이다. 즉, **식생활을 편의점 식품으로 해결하는 것은 몸에 나쁜 기름의 과다 섭취와 신체에 좋은 효과를 주는 오메가3 지방산의 부족을 의미한다.**

오른쪽 페이지 상단의 쥐를 이용한 실험의 결과에서도 알 수 있듯이 오메가3 지방산이 부족하면, 뇌 기능이 저하되어 불안과 스트레스로 인해 뇌가 쉽게 손상된다. 평소에 편의점 식품을 자주 먹는 사람은 한시라도 빨리 식생활을 점검할 필요가 있다.

하지만 사정상 편의점에서 판매하는 식품으로 식사를 해야 한다면 다음의 4가지 사항에 주의하자.

① **식물성 유지를 많이 사용하지 않는 반찬류를 먹을 것,** ② **튀김은 피할 것,** ③ **생채소 종류를 선택할 것,** ④ **생선 요리를 선택할 것.** 요즘 편의점에는 다양한 음식 메뉴가 있어 선택의 폭이 넓기 때문에 조금만 신경을 쓰면 몸에 나쁜 기름을 피하고, 몸에 좋은 기름을 섭취하는 것도 그리 어렵지 않을 것이다.

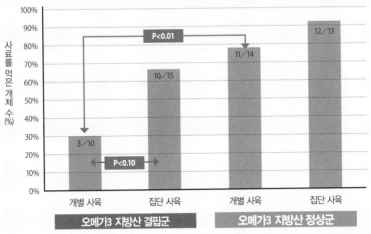

오메가3 지방산의 항불안 효과

출처: Harauma A, Lipid. 46 :409–416(2011)

[P<0.**]는 통계학적 유의 수준을 나타낸다. 국제적으로 [P<0.05] 이하의 수치는 그룹 사이에 확실한 차이가 있음을 말한다. [P<0.10]는 10회에 1회 미만의 '경향이 있다'고 보면 된다.

오메가3 지방산의 항우울·항불안 작용을 검토한 쥐 실험에서 정상 쥐와 오메가3 지방산이 결핍된 쥐를 개별 사육과 집단 사육으로 나눈다. 개별 사육은 3주간 계속해서 완만한 스트레스를 준다. 실험 전날 각 개체를 하룻밤 먹이를 주지 않고, 다음 날 중앙에 먹이를 둔 케이지 구석에 둔다. 이 상태에서 10분 동안 행동을 관찰하면 정상 쥐의 집단 사육군은 13마리 중 12마리, 개별 사육군은 14마리 중 11마리가 먹이를 먹었다. 그러나 오메가3가 결핍된 개별 사육군의 쥐는 상황에 적응하지 못하고, 먹이를 많이 섭취하지 못했다.

지질이 숨어있는 편의점 식품

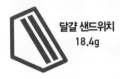

달걀 샌드위치
18.4g

도시락
19.7g

카레 빵
17.3g

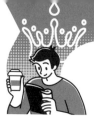

47 기름을 선택할 때 이 점을 체크!

좋은 기름의 선택

슈퍼마켓이나 편의점 등에서 식용유를 구입할 때 고려해야 할 가장 큰 포인트는 기름이 어떤 방식으로 만들어졌느냐이다.

간단하게 말하면, 자연에서 유래한 방법으로 만들면 첨가물이 적게 들어가고 영양소가 파괴될 위험도 없다. 특히 라벨에 '콜드 프레스'라고 적힌 제품을 추천한다. **콜드 프레스 제법으로 만들면 시간이 많이 걸리고 유분도 원재료의 60~70% 정도밖에 추출할 수 없지만, 30℃ 이상의 열을 가하지 않기 때문에 기름이 갖고 있는 향과 맛, 영양을 훼손하지 않은 상태로 기름을 섭취할 수 있다.** 제조 공정이 복잡하고 대량 생산할 수 없기 때문에 가격이 비싸고 보존 기간도 짧지만, 그에 걸맞은 가치가 있는 기름이라고 할 수 있다.

반면 저렴하여 쉽게 손이 가는 일반 샐러드유는 화학적으로 정제 처리된 기름으로, 대량 생산하기 위해 제조 과정에서 화학 용제 등을 사용하여 결코 건강한 기름이라고 할 수 없다.

그리고 여러 번 말했듯이 일반 샐러드유에 많이 들어 있는 오메가6 지방산은 건강에 해를 끼칠 위험성이 높다. **다소 비싸도 몸에 좋은 오메가3와 9 지방산이 함유된 자연 유래의 기름을 선택할 것을 권한다.**

제대로 구분하여 사용하자! 기름 목록

■ 오메가3

건강을 생각한다면 EPA와 DHA 등이 함유되어 있는 오메가3 기름을 선택한다. 그러나 보관이 어렵고 열에 약해 사용 용도가 한정되고 가격이 다소 비싼 것이 단점이다.

들기름	아마씨유	사차인치 오일

■ 포화지방산

식으면 굳는 성질이 있고 산화에 강한 기름으로, 샴푸와 비누의 원료로도 사용된다. 그러나 지나치게 섭취하면 동맥경화를 일으킨다.

버터	돼지기름	코코넛 오일

■ 오메가9

팔미톨레산의 효과로 피부 노화를 방지한다. 오메가6 대신 사용할 것을 권한다. 그러나 과다 섭취하면 비만의 원인이 되기 때문에 주의해야 한다.

올리브유	채종유	레드 팜유	겨기름
아보카도 오일	아르간 오일	홍화유	헤이즐넛 오일
마카데미아넛 오일	해바라기유	동백유	피스타치오 오일

■ 오메가6

건강에 좋지 않아 가능하면 섭취하지 않아야 할 기름으로 비교적 저렴하고 보관 기간이 긴 것이 많다. 필요 이상으로 섭취하면 건강 이상의 원인이 된다.

달맞이꽃 오일	참기름	콩기름
포도씨유	옥수수유	면실유
호박씨유	호두유	삼씨유

기름을 선택할 때 이 점을 체크!

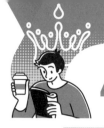

48 당질을 제한하면 기름을 신경 쓰지 않아도 된다는데, 사실일까?

당질을 섭취하는 타이밍과 기름의 종류에 주의

다이어트의 한 방법으로 자리 잡은 당질(탄수화물) 제한은 당질의 섭취를 줄이고 체내의 지방을 에너지원으로 태움으로써 살을 빼는 것을 목표로 한다. 당질의 섭취량을 줄인 만큼 하루에 섭취하는 칼로리도 줄기 때문에 **다른 에너지원인 단백질과 지질로 보충하는 것이 일반적이지만, 지질의 과다 섭취를 걱정하는 사람도 많을 것이다.** 분명히 말하지만, 지나치게 당질을 제한하는 것 자체는 바람직하지 않다.

물론 당질을 과다 섭취하면 비만의 원인이 되기도 하지만, 당질을 섭취하는 것 역시 사람에게 중요하며 특히 섭취 타이밍에 신경을 써야 한다. 아침 식사는 하루의 활동을 시작하기 위해 곧바로 에너지가 되는 당질과 그 후에 필요한 지질을 섭취해야 한다.

점심식사도 거의 비슷하지만 저녁에는 에너지가 필요하지 않기 때문에 당질을 피하고 단백질과 식이섬유 위주로 먹는 것이 좋다.

지질은 에너지원이 될 뿐만 아니라 많은 기능을 하기 때문에 당질과 마찬가지로 필수 영양소이다. 다만 반드시 주의해야 할 점은 포화지방산, 오메가9 지방산, 오메가6 지방산, 오메가3 지방산을 모두 균형 있게 섭취해야 한다는 점이다. 특히 우리 몸에 나쁜 영향을 미치는 오메가6의 과다 섭취와 건강에 좋은 오메가3가 부족해지지 않도록 주의하자.

살이 찌는 요인과 구조

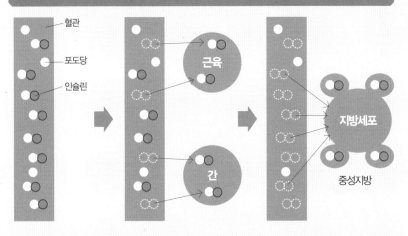

혈관
포도당
인슐린
근육
간
지방세포
중성지방

혈중 포도당이 증가하여 인슐린이 분비된다.

인슐린에 의해 포도당은 근육이나 간으로 운반되어 저장된다.

저장분이 가득 차면 포도당은 지방세포로 운반되어 중성지방이 된다.

하루 세끼의 이상적인 에너지 섭취 방법

아침식사 **점심식사** **저녁식사**

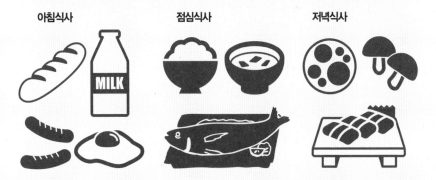

아침식사와 점심식사는 당질 섭취에 크게 신경 쓰지 않아도 상관없다. 당질은 사람이 움직이는 에너지가 되기 때문에 양질의 기름과 함께 적당히 섭취하자. 저녁식사를 하고 나서는 많이 움직이지 않으므로 단백질과 식이섬유 위주로 먹는다.

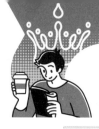

49 건강해지는 기름 ①
들기름

풍부한 α-리놀렌산이 건강하게 만든다

오메가3 지방산은 기름 중에서도 다양한 효과가 있다고 말했는데, 오메가3 지방산을 섭취하기에 가장 이상적인 기름이 들기름이다.

그 큰 이유 중 하나는 들기름에는 **꽃가루 알레르기나 아토피 같은 알레르기 반응의 억제, 동맥경화나 심근경색, 뇌졸중 같은 생활습관병 위험을 낮출 수 있는 α-리놀렌산이 풍부하게 들어 있기 때문이다.** 지방산의 구성비로 말하면, α-리놀렌산이 60% 이상을 차지하여 식용유 중에서는 가장 높다.

α-리놀렌산이 체내에서 EPA와 DHA로 바뀌어 아이코사노이드(eicosanoid), 도코사노이드(docosanoid)라는 생리 활성 물질을 생산한다. 이 물질은 **혈압을 낮추고 혈관을 확장시키는 작용을 하기 때문에 전신의 혈액 순환을 촉진하여 몸에 좋은 효과를 가져다준다.**

또한 EPA와 DHA는 생선, 특히 등푸른생선에 많이 함유되어 있어 머리가 좋아지는 영양소로도 널리 알려져 있지만, 뇌 인지 기능 향상과 심리적 균형을 유지하는 데도 효과가 있다고 한다.

실제로 1997년에 발표된 「어패류 섭취와 우울증의 관계」라는 논문에는 생선을 자주 먹는 나라일수록 국민의 우울증 발병률이 낮다는 내용이 실렸다.

바다에 둘러싸여 풍부한 어획량을 자랑하는 일본은 1997년 당시 1인당 1일 평균 약 100g 어패류를 소비했으며, 우울증 등의 기분장애 환자 수는 약 43만 명(1996년)으로 매우 낮았다. 그러나 매년 어패류 소비량은 계속 감소해서 2013년에는 하루 평균 73g까지 줄었다. 이와 반비례해서 기분장애 환자 수는 많아져 2005년에는 약 92만, 2008년에는 104만 명으로 증

들기름 DATA & MEMO

원료	원산지	과명
들깨씨	중국, 한국, 일본	꿀풀과

■ 지방산 구성비

α–리놀렌산	60%
올레인산	15~20%
리놀레산	10~15%
기타	10%

식용유 중에서 α–리놀렌산의 비율이 가장 높다. α–리놀렌산은 꽃가루 알레르기와 같은 알레르기 반응을 억제하고 동맥경화나 심근경색, 뇌졸중 등 생활습관병의 위험으로부터 몸을 지켜준다.

먹는 방법 및 어울리는 요리

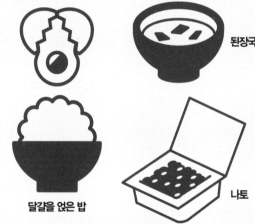

된장국

달걀을 얹은 밥

나토

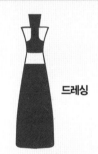

드레싱

부드럽고 맛도 향기도 강하지 않아 재료와 요리의 맛을 훼손하지 않으므로 다양한 용도도 활용할 수 있다.

보관법	개봉 전에는 상온의 서늘한 곳에 보관하면 문제 될 게 없지만 장기간 보존에는 적합하지 않기 때문에 개봉 후에는 냉장고에 보관하자.

가했다. 이처럼 EPA 및 DHA의 섭취량과 기분장애의 발병률은 상관관계가 있는 것이 분명하기 때문에 어패류와 더불어 오메가3 지방산을 많이 함유한 들기름을 평소 식생활에서 적극적으로 섭취하자.

자주 먹는 음식에 뿌려서 먹자

원재료인 들깨는 원래 인도와 중국에서 만들어졌고 일본에서는 조몬(繩文)시대부터 재배되기 시작했다는 역사가 남아 있어, 일본에서 가장 오래된 유지 식물로 알려져 있다.

헤이안(平安)시대 초기부터 등불이나 도료 등에 사용되기도 하는 등 이후 800년간에 걸쳐 다양한 용도로 사용되어 왔다. 에도(江戸)시대 후기에 생산 효율이 더 좋은 유채가 수입되면서 생산량이 차츰 감소했다. 그러나 최근 건강에 좋다는 효과가 인정되면서 다시 주목을 받고 있다.

점도가 낮고, 향도 코를 자극할 정도로 심하지 않기 때문에 각종 요리에 사용할 수 있다. 그러나 **가열 조리에는 맞지 않아 계란덮밥과 된장국, 나토에 뿌리거나 드레싱 베이스로 사용하는 등 가능한 한 영양을 해치지 않는 방법으로 먹을 것을 추천한다.**

들기름이 만들어지기까지

 들깨 씨앗을 착유기에 넣고 천천히 기름을 짜낸다. 산화를 방지하기 위해 저온에서 천천히 착유하는 것이 특징이다.

 착유한 기름을 여과하여 불순물을 제거한다. 착유 후 바로 작업하면 산화를 피할 수 있는 효과도 있다.

③ 여과가 끝나면 신선도를 유지하기 위해 즉시 병에 담는다. 개봉 전에는 상온, 개봉 후에는 냉장고에 보관하면 산화를 피할 수 있다.

하루에 필요한 오메가3 섭취량

오메가3 지방산의 1일 섭취 권장량

1.6~2.4g

(= 약 1작은술)

■ 오메가3 지방산의 하루 섭취 기준

(단위: g)

	남성	여성
18~29세	2.0	1.6
30~49세	2.0	1.6
50~64세	2.2	1.9
65~74세	2.2	2.0
75세 이상	2.1	1.8

임부 1.6g
수유부 1.8g

출처 : 일본후생노동성 「2020년 일본인의 식사 섭취 기준」에서

50 건강해지는 기름 ②
아마씨유

쉽게 산화되므로 보관에 주의가 필요하다

직물인 리넨(linen)의 원료가 되는 아마씨의 영양분을 해치지 않도록 저온 압착하여 추출한 기름이다. 원래는 중앙아시아가 원산지이고, 지금은 중국과 북미를 중심으로 생산이 활발하다.

아마씨유는 들기름과 지방산 조성 비율이 거의 동등하며 α−리놀렌산이 55% 이상 고농도로 함유되어 있다. 그 외에도 올레인산과 리놀레산도 들기름과 거의 동일하게 포함되어 있어 들기름과 같은 건강 효과를 기대할 수 있는 오메가3 지방산 기름이라고 해도 좋다.

독특한 쓴맛과 풍미가 있고 점도가 높은 것이 특징이다. 하지만 신경 쓰일 정도는 아니기 때문에 요리의 마무리에 소량 뿌리면 맛과 풍미가 크게 사라지지 않는다. 아마씨유가 가진 독특한 풍미와 맛을 살리려면 중화요리나 에스닉요리, 김치에 뿌리면 더욱 깊은 맛을 느낄 수 있다. 또 스무디에 섞는 것도 추천하는 조리법 중 하나이다.

그러나 들기름과 마찬가지로 산화되기 쉬운 기름이기 때문에 보관 방법에는 주의해야 한다. 실내의 빛에도 나빠질 정도로 섬세하기 때문에 차광 병에 넣어 어둡고 서늘한 곳 또는 냉장고에 보관해야 한다.

아마씨유 DATA & MEMO

원료	원산지	과명
아마씨	중국, 캐나다, 미국	아마과

■ 지방산 구성비

α-리놀렌산	55%
올레인산	15~20%
리놀레산	10~15%
기타	15%

들기름과 마찬가지로 α-리놀렌산의 비율이 과반수를 차지하고 있다. α-리놀렌산은 체내에서 EPA와 DHA로 바뀌어 혈액 순환을 좋게 하고, 뇌의 활성화도 촉진한다.

먹는 방법 및 어울리는 요리

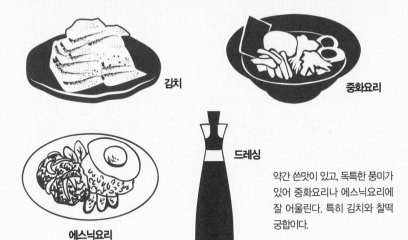

김치

중화요리

드레싱

에스닉요리

약간 쓴맛이 있고, 독특한 풍미가 있어 중화요리나 에스닉요리에 잘 어울린다. 특히 김치와 찰떡궁합이다.

보관법 개봉 전에는 서늘하고 어두운 장소에, 개봉 후에는 냉장고에 보관한다. 열이나 빛에 약하기 때문에 반드시 차광 병에 넣어 보관하자.

건강해지는 기름 ② 아마씨유

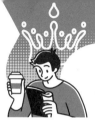

51 건강해지는 기름 ③
사차인치 오일

최근 10년 사이에 인기가 높아진 식용유

들기름이나 아마씨유에 비해 그리 널리 알려지지는 않았지만, 사차인치 오일도 α-리놀렌산이 풍부하게 함유된 몸에 좋은 오메가3 지방산 기름이다. 따라서 섭취하면 알레르기 증상을 완화하고 생활습관병 위험을 낮출 수 있다.

원산지는 페루의 아마존 열대우림 지역으로, 원료인 사차인치 씨를 저온 압착하여 기름을 추출한다. **최근에는 영양 성분이 풍부하다는 사실이 알려지면서 15년 정도 전부터 식용유로 이용하게 됐다.**

영양 면에서는 **식물성 기름 중에서도 비타민 E의 함량이 매우 높은 것이 특징이다. 비타민 E는 혈액 순환을 촉진하는 작용이 있어 몸의 오한과 어깨 결림에 효과가 있을 뿐만 아니라 항산화 작용도 있어서 체내의 신진대사를 촉진하여 피부의 건강을 유지하는 데 높은 효과를 기대할 수 있다.**

맛은 점도가 낮고 산뜻하여 가벼운 풍미가 특징이며 어떤 재료나 요리와 함께해도 위화감 없이 어울린다. 채소 요리와 어패류, 파스타와 빵 등 주식에 뿌려도 좋으니 풍부하게 들어 있는 α-리놀렌산과 비타민 E를 섭취하자. 또 오메가3 지방산 기름 중에서는 비교적 가열 조리에 강하기 때문에 단시간 볶아내는 볶음 요리에 이용할 수 있다.

사차인치 오일 DATA & MEMO

원료	원산지	과명
잉카인치 씨앗	페루	대극과

■ 지방산 구성비

리놀렌산	50%
리놀레산	30%
올레인산	8%
기타	12%

들기름, 아마씨유와 비교해서 리놀레산의 비율이 높고, 혈액 순환을 촉진하는 작용이 있다. 특히 비타민 E가 풍부하게 들어 있는 것도 특징이다. 또 항산화 작용도 우수해 피부 미용 효과도 기대할 수 있다.

먹는 방법 및 어울리는 요리

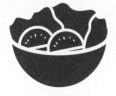

채소 요리

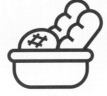

빵

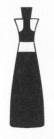

드레싱

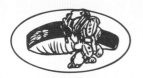

생선 요리

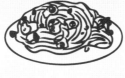

파스타

부드럽고 특유의 강한 맛도 없어 어떤 요리에도 어울리는 오메가3 계열의 오일이다. 또 쉽게 산화하지 않기 때문에 단시간의 볶음 요리에 사용해도 된다.

보관법 개봉 전에는 서늘하고 어두운 장소에, 개봉 후에는 냉장고에 보관한다. 그러나 비교적 산화에 강하기 때문에 단시간이라면 가열 조리도 가능하다.

건강해지는 기름 ③ 사차인치 오일

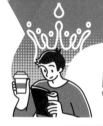

52 건강해지는 기름 ④ MCT 오일

바로 에너지로 바뀌는 오일

MCT(Medium Chain Triglyceride) 오일은 근래 주목받고 있는 중쇄 지방산 기름으로 코코넛과 팜의 씨앗에 함유된 천연 성분인 중쇄 지방산을 추출하여, 100% 중쇄 지방산만으로 만든 기름이다.

일반적인 식물성 기름과의 차이는 지방산의 길이에 있다. 지방산은 산소, 수산기(OH)를 축으로 탄소가 사슬 모양으로 연결된 구조로 되어 있다. 그 사슬의 길이가 일반적인 기름(장쇄 지방산)에 비해 절반밖에 되지 않기 때문에 중쇄 지방산으로 분류되어 있다.

중쇄 지방산은 앞서 말한 바와 같이, 작은 형태의 기름이기 때문에 다른 일반 기름과 달리 소화 시에 효소가 필요 없다. 따라서 직접 간으로 운반되어 그대로 에너지로 사용된다. 일반적인 기름의 장쇄 지방산과 비교하면 4~5배가량 에너지 효율이 높은 것이 큰 특징이다.

이렇게 **빨리 에너지로 바뀌는 특성에서 '신체(身體)에 남기 어려운 오일'로 주목받고 있고, 특히 모유 수유 및 운동 전에 바로 에너지가 필요할 때 유용한 기름이라고 할 수 있다.** 그러나 어디까지나 신체에 남아 있지 않을 뿐이지 결코 살 빠지는 기름은 아니기 때문에 과도한 기대를 하고 평소의 식생활에 과다 섭취해서는 안 된다.

중쇄 지방산과 장쇄 지방산의 차이

중쇄 지방산의 구조(탄소 8개)

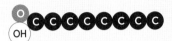

C = 탄소

O = 산소

OH = 수산기

장쇄 지방산의 구조(탄소 16개)

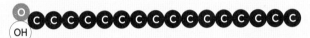

기름은 사슬의 길이, 탄소 이중결합의 수와 위치에 따라서 유형이 분류된다. 중쇄 지방산은 장쇄 지방산에 비해 짧기 때문에 그만큼 체내에서 에너지로 쉽게 변화하고, 중쇄 지방산을 많이 함유한 기름은 에너지로 바꾸기 쉬운 기름으로 주목을 받고 있다.

중쇄 지방산과 장쇄 지방산의 대사

중쇄 지방산	장쇄 지방산
먹는다	먹는다
간으로 운반되어 흡수된다	전신으로 운반되어 흡수된다
간에서 곧바로 에너지로 분해된다	근육, 지방 조직, 간에 저장되었다가 필요할 때 에너지로 사용된다

MCT 오일, 코코넛 오일, 모유, 우유에 많이 들어 있는 중쇄 지방산은 물에 쉽게 녹기 때문에 직접 간에 들어가 그대로 분해된다. 식물성 기름에 많이 들어 있는 장쇄 지방산은 소장에서 흡수된 후 전신으로 운반되어 필요할 때 에너지가 된다. 중쇄 지방산이 4~5배 빠르게 분해된다.

건강해지는 기름 ④ MCT 오일

제4장 │ 핵심 포인트

매일 1작은술이면 OK!
양질의 기름을 꾸준히 섭취해서 많은 질병을
예방 · 개선하자

생선 요리를 주 3회 이상 식탁에!
EPA와 DHA를 섭취하자

오메가3는 섬세한 기름
제대로 이해하자

건강을 위해
편의점 식품을 삼가자

들기름, 아마씨유 등의 오메가3 지방산의 기름은
적극적으로 섭취하자!

기름으로 건강을 유지하고 체력을 높이려면 생선 기름이나 들기름 등에서 오메가3 지방산을 적극적으로 섭취하고, 일반 식용유 등에 포함된 오메가6 지방산은 최대한 피하는 것이 중요하다. 이를 위해 일상의 식생활에서 실천해야 할 습관과 방법을 정리했다. 이를 제대로 지키면 몸이 변하는 것을 느끼게 될 것이다.